初学者にも、ベテランにも役立つ

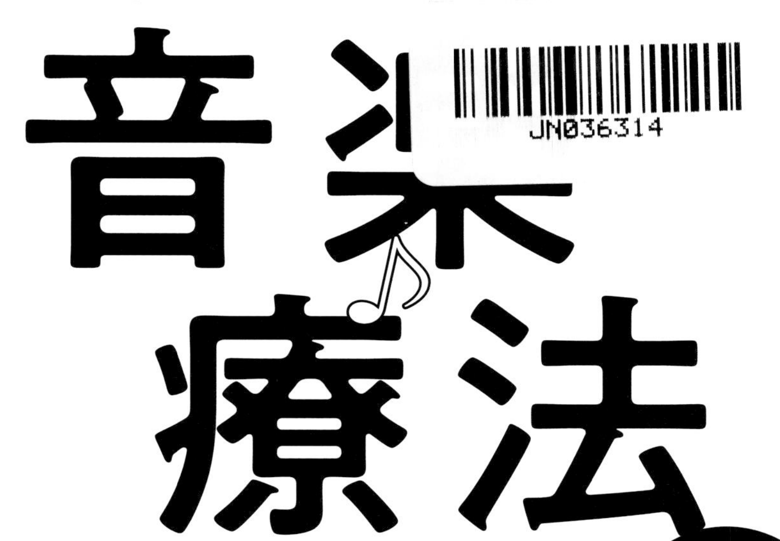

音楽療法

効果・やり方・エビデンスを知る

第4版

編著 高橋多喜子 音楽療法 R&D センターセンター長・医学博士

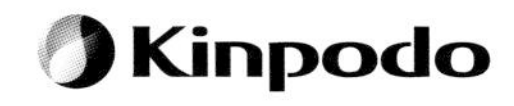

Kinpodo

JN036314

執筆者一覧

編　著

高橋 多喜子　合同会社音楽療法Ｒ＆Ｄセンターセンター長

著　者

中山 ヒサ子　NPO法人和・ハーモニー音楽療法研究会理事長

山下 恵子　学校法人宮崎学園理事長／宮崎国際大学副学長

原井 美佳　札幌市立大学看護学部老年看護学領域准教授

佐藤 光栄　東都大学ヒューマンケア学部高齢者看護学領域教授

はじめに

この『初学者にも、ベテランにも役立つ音楽療法　効果・やり方・エビデンスを知る（第4版）』は『補完・代替医療　音楽療法第3版』を引き継ぎ，音楽療法士ばかりでなく，医療系従事者，看護師に対象を拡大するべく改訂したものです。そのため編著という形になっています。また緩和医療の領域は，わかりやすく理解できるように音楽療法セッションの内容が映像でもご覧いただけます。

『補完・代替医療　音楽療法』は初版が2006年12月，第2版が2010年4月，第3版が2017年3月ですから，この本は第3版から4年が経過しています。その間，医療，看護における音楽への関心は高まってきたように思います。第3版の序では，障害児領域でのエビデンスの量が格段に増えたことを申し上げましたが，今回は，エビデンスに関して，コクランは当然ながら，PubMedでも，個々の論文というより，無作為ランダム化試験のレビューという形が多くなりました。それだけ世界でのエビデンスの量が増え，質も高くなってきたと考えられます。

医療系従事者，看護師の皆様方にはこの本を使って，音楽のリラクセーション効果など，ご自分の健康に，そして，ご自分の臨床に役立ててほしいと思います。皆様の活動にこの本が参考になればとても幸せです。

翻って，私たち音楽療法士はもっと音楽療法効果に着目して音楽療法を行っていかなければなりません。自分の行った音楽療法が，クライエントにどのような効果をもたらすのか，音楽療法士はアートの世界で芸を披露するのではなく，科学の世界で自分の臨床について考えていかなければなりません。

私が長年行ってきました認知症予防の研究は,「二重・三重課題,記憶課題など認知課題を取り入れた音楽療法は,高齢者参加者の前頭葉機能を賦活する」という結果になりました。ではMCI（軽度認知症）ではどうなのかという研究も浮かび上がってきますが,まずはコロナ禍でまったくできなかった「痛み」についての研究から進めて,痛みの機序を解明したいと考えています。最後になりましたが,金芳堂の西堀智子さんには大変お世話になりました。いろいろ相談にのっていただきました。校正に関しましては,一堂芳恵さんに大変お世話になりました。心から感謝申し上げます。

2021年8月

高橋多喜子

目次 CONTENTS

chapter 9

chapter 10

Side Memo

chapter 1 わが国における音楽療法の現状

現在の音楽療法の形態は，米国で第一次世界大戦，第二次世界大戦後の負傷兵を慰問していた音楽グループに発する。わが国には，チェリストであり，音楽療法家であったAlvinの1960年代の来日を機に，音楽療法が導入されたといわれている。導入から約半世紀以上経ち，音楽療法の知名度は着実に増した。

日本音楽療法学会は1997年3月から年に1度，音楽療法士の認定を行い，2021年4月1日には認定音楽療法士の数は約2,500名になった。この人数は1997年に最初に認定された100名を含む，5年に1度の更新を行っている人の総数である。音楽療法士の教育機関は全国に18箇所あり，健在である。一般社団法人日本音楽療法学会は「認定音楽療法士を国家資格に」をスローガンに，推進委員会を中心に活動している。認定音楽療法士が一丸となってその地位向上に努めていきたい。

2020年の世界を震撼させたCOVID-19で，高齢者領域の音楽療法セッションの多くが長い休みに入った。雇い止めにあっている音楽療法士もいる。しかしオンラインでセッションを行っている音楽療法士もいる。かえってオンラインの方が，都合がいいこともある。

自閉スペクトラム症の子どもの中には，画面上なら音楽療法士と無理なく話せる子どもがいる。筆者の行っているオンライン高齢者集団セッションの場合は，以前からのラポールが十分取れていることが必要前提条件となるが，施設の職員も巻き込んだ全員で音楽を楽しんでいる様子が伝わってくる。もちろん，全体の雰囲気やクライエント同士の反応をすべて掴み取れないので，見えない部分の配慮は必要となる。

コロナ後，音楽療法は生き残れるのだろうか。かえって必要となるのだろうか？　コロナ後も，仕事として成立する音楽療法を確立していかなければいけない。

音楽療法は誰でも，どこでもできるものではない。CDをかけて終わりではない。音楽療法は果たして本当にクライエントの役に立っているのか，音楽療法のどの部分が患者に有効なのか，音楽療法士とクライエントのどのような治療関係が有効なのか，まずは音楽療法の有効性を考えていこうとする音楽療法士自身の意識の変革が必要である。

コロナ終息時代を生き残るために，私たちは，アンドロイド・AIでは対応できない臨機応変さと，有効性についてあくまでも考えていこうとするサイエンスの部分を携えて，クライエントと向き合っていかなければならない。そのことが一つの職業として定着していくための一歩となり，更なる音楽療法発展へ繋がると考えている。

chapter 2 音楽療法の歴史

① 音楽療法の起源，古代文明における音楽と治療

音楽療法の歴史は古く，その起源は呪術起源説が一般的である。原始時代の呪術には音楽も舞踏も含まれていた。病気は悪霊が乗り移ったもので，原始時代の音楽家は社会の中で祈祷師のような宗教的役割を果たしていた。古代エジプト時代，紀元前5000年頃，音楽家は僧侶や官僚と密接な関係をもち，彼らは，音楽を「魂の治療薬」とし，しばしば詠唱活動を医療に取り入れていた。

古代オリエント（紀元前1000年頃）には，音楽療法実践の最初の記述がみられる。それは，旧約聖書のサムエル記上16章の「神から出る悪霊がサウルに臨むとき，ダビデは琴をとり，手でそれをひくと，サウルは気が静まり，良くなって，悪霊はかれを離れた」という一節である。この頃も，病は神に対する罪から起こると考えられ，その治療は神の怒りをなだめるための宗教的儀式が中心であった。

古代ギリシャ時代においては，音楽は人間の情緒や身体的健康に強く影響すると考えられていた。この時代には，音楽の倫理的な性質や効果についての学説（エトス論）が多く出た。エトス論は，音楽を，可視ならびに，不可視の創造物の一切に作用している数学的法則と同じ法則に規制される音とリズムの体系，つまり，一つの小宇宙とみなすピタゴラス的な考え方に根ざしていると考えられる[1)]。

このような考え方によれば，音楽は世界の秩序ある体系の受け身の像ではなく，世界に働きかけることのできる一つの力でもあり得た。人間の意志，ひいては性格や行動に及ぼす音楽の影響が強調された。エトス論の代表として，アリストテレスとプラトンを挙げよ

う。

アリストテレスは「模倣の学説」を次のように説明している。「音楽は魂の情感や魂の状態—やさしさ，怒り，勇気，節度，それらと反対なものなどを直接模倣（表現）する。したがって，ある一つの感情を模倣している音楽を聴くと，人は同じ感情に感染する。もし人が卑劣な情感を呼び覚ますような音楽を長期にわたっていつも聴いていると，その人の性格はすっかり卑劣なものになってしまうだろう。人は間違った音楽を聴いていれば，間違った人間になり，正しい音楽を聴いていれば，正しい人間になるのである」。

プラトンは，音楽は「魂の薬」であるとし，音楽と体育の調和を図った。彼は，紀元前380年頃書いた『国家論』の中で，「音楽と体育はともに魂の改善をめざすが，一方に偏ると頑固凶猛性を作り，他方は軟弱な女々しさを作る。この両方がうまく諧調を保てば，その魂は節制的でもあり，勇敢でもある」とし，さらに教育音楽の内容を勇気と節制を感じさせる音楽に限定することを強調した。

アリストテレスはまた，『詩学』の中の悲劇論や『政治学』の中の音楽教育論で，音楽には情緒を発散させるカタルシス効果があることを述べている〔古代ギリシャの円形劇場では，舞台を囲んで女の合唱隊（コロス）が客席の前列におり，劇がクライマックスに達すると，舞台に登り，踊り歌いながら舞台を巡る。つまり，このことは感情の放出であるカタルシス効果を生み出す〕。このカタルシスの理論は，1954年Altshulerによって，今日の音楽療法の基礎となる「同質の原理」（患者の気分や情緒と同質の音楽を与える：悲しいときには，悲しい音楽を）としてまとめられた。

ギリシャでは，魔術や宗教による癒しは次第に衰退し，代わりに「四種の基礎体液説」を中心理論とする医療が発達した。これはヒポクラテスの義理の息子Polybusの論文「人間の本性について」（紀元前380年頃）により提唱された。「世界は土，空気，水，火という四元素により構成されている。人体において，それは，冷，乾，湿，温の四体液に相当し，具体的には，人間は温かく湿った血液，冷たく湿った粘液，温かく乾いた黄胆汁，冷たく乾いた黒胆汁で構成される」と考えられた。病気はこれらの体液の乱れから生じるもので，2種類以上の体液の不調和が病気の原因であるとされた。この四種の基礎体液説は多少修正があるものの，その後，医学会に2000年以上に及んで影響を与え，とくに中世には最も重要な考え方とされた。

② 中世，ルネサンス以降の音楽と癒し

ローマ帝国崩壊後，キリスト教が西洋社会の絶対的な権力を握り，病人は神から罰を受けた存在ではなくなった。人々は病人に対する介護や治療を真剣に行い始めた。この頃はまだ，音楽の医療面における活用の機会は十分に与えられていたようである。多くの政治家や哲学者が音楽の治療的効果を信じていたといわれる[2)]。

ルネサンスの時代は，人体解剖学や生理学の発達により，臨床医療が進歩した時期であったが，実際には，古代ギリシャの「四種の基礎体液説」を基に治療がなされていた。ルネサンス時代の音楽は，メランコリーや絶望（うつ病），狂気などの治療に用いられるだけではなく，医者によって予防的にも用いられていた。正しく調整された音楽は，情緒安定の方法として大変有効であることが認識されていたのである。

18世紀後半になると，自然科学の発達に伴って医学は発展し，音楽は医学から分離され，芸術音楽の道を辿った。音楽は医療においては特殊なケースとして考えられるようになり，ほんの一握りの全体論的な治療観をもつ医者の間でしか使用されなくなってしまった[2)]。

③ 音楽療法の発達

20世紀の初頭，Vesceliusは第一次世界大戦の負傷軍人を抱えた病院で音楽療法を実践し，自ら全ニューヨーク療法団体を1903年に設立した。彼女は音楽療法の目的を，「病人のもつ不調和な振動（ゆらぎ）を調和した振動（ゆらぎ）に戻すことにある」とし，雑誌『音楽と健康』の出版を行うなど，今日的な音楽療法の基礎を築いたといえよう。

1940年代になると，米国では世界に先駆けて，ミシガン州立大学，カンザス大学，シカゴ音楽大学などで，学部，大学院を取り混ぜ，音楽療法コースが設立された。1950年には全米音楽療法協会（NAMT;The National Association for Music Therapy, Inc.）が設立され，教育活動や臨床訓練の充実，音楽療法士の公認制度の確立など活発な活動が展開された。

カンザス大学音楽療法学科長であったGastonは，メニンガークリニック精神病院と協力関係を結び，音楽療法実習施設を最初に作った人で，音楽療法の父と呼ばれている。NAMTによる公認音楽療法士（Registered Music Therapist；RMT）は当初，精神科で働く人が多かったが，次第に数が増加すると，その対象は知的障害者や高齢者，刑務所の囚人たちなどに広がっていった。

途中，第2の組織，米国音楽療法協会（American Association for Music Therapy；AAMT）が1971年に結成されたが，1998年には，二つの団体がAmerican Music Therapy Association（AMTA）として統一された。この年からは，音楽療法士の認定は，音楽療法士許可委員会（Certification Board for Music Therapist；CBMT）に一任され，その称号はMT-BC（Music Therapist Board Certified）とされた。

わが国では，1986年に日本バイオミュージック研究会（後にバイオミュージック学会）が発足し，主に音楽療法の効果研究が行われていた。1994年には，全国の音楽療法臨床家が集合して臨床音楽療法協会が設立されたが，この二つが連合した形をとり，1995年に，全日本音楽療法連盟が設立された。そして，ここから，1997年3月にわが国で初めての全日本音楽療法連盟認定音楽療法士が100名誕生したのである。

全日本音楽療法連盟は，下部組織に前記二つの団体を抱える不安定な組織であったが，この日本バイオミュージック学会と臨床音楽療法協会は2001年に日本音楽療法学会として合体した。2001年3月からは，全日本音楽療法連盟を引き継ぐ形で，日本音楽療法学会認定の音楽療法士が誕生した。そして2021年4月には，学会が認定した音楽療法士の数は約2,500名になっている。

chapter 3 音楽療法の定義・形態・対象

① 定　義

日本音楽療法学会（2001）は以下のように音楽療法を定義している。「音楽療法とは，音楽のもつ生理的，心理的，社会的働きを用いて，心身の障害の回復，機能の維持改善，生活の質の向上，行動の変容などに向けて，音楽を意図的，計画的に使用すること」となっている。

この定義に関して，まず音楽のもつ生理的，心理的，社会的働きとは何であろうか。これは古代から用いられてきた音楽の治療的特質のことであり，Boxhill[3] は音楽の治療的特性を以下のようにまとめている。

「音楽の治療的特質」

（1）音楽は通文化的（cross-cultural）な表現形態である。

（2）音楽はその非言語的特性により，コミュニケーションの手段として自在に用いられる。

（3）音楽は人間の個々の知力や状態に関わりなく，音刺激として直接人間の心身に働きかける。したがって，音楽は諸感覚を刺激し，気分や感情を喚起し，生理的，精神的反応を引き起こし，心身に活気を与える。

（4）音楽固有の構造と特質は，自己統合や集団組織化のための可能性を有する。

（5）音楽は，音楽的行動と非音楽的行動の両面に影響を及ぼす。

（6）音楽は学習や諸技能の獲得を促進する。

（7）音楽は，機能的，順応的，美的に卓越した形態であり，あらゆる臨床場面に適応できる。

これらの音楽の治療的特質を意図的，計画的に使うということは，クライエントの情報を収集し，きちんと事前評価し（アセスメント），目標を設定し，どのように音楽を使うのか，どのように音楽の治療的特質が使えるのか計画を立て，実際に音楽介入を行い，その結果クライエントはどのように変化したのかを評価するということである。この評価によっては，またアセスメントをし直したり，計画を立て直すということになる。そして，この作業は図1のように，循環的になされなければならない。

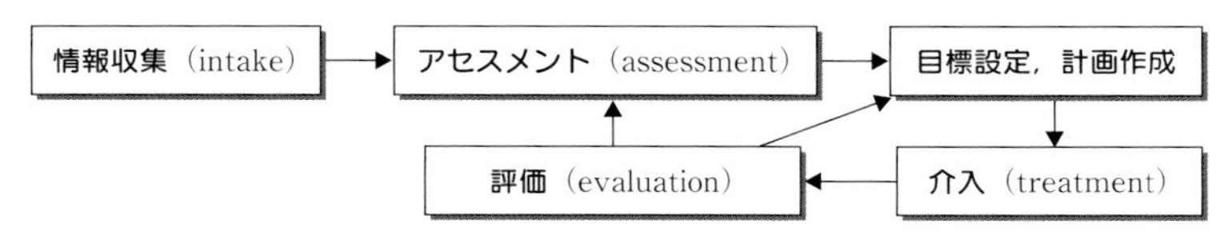

図1 音楽療法の作業手順

②形　態

音楽療法の形態は以下の四つに大別されると考えられる。

1）鑑賞する

音楽療法士（MT）がアセスメントの結果，選曲した既成の曲を生演奏または録音で聴取する。活動的な状態やリラックスした状態を引き起こす。記憶，回想を促進させる。また，イメージや幻想を喚起させ，意識水準を変化させるなどの目標が設定される。

2）演奏する

既成の楽曲を歌ったり，楽器演奏をする。また音楽療法士とクライエントが即興で歌ったり，演奏する。たとえクライエントが演奏技術をもっていなかったり，障害や疾病により機能が低下していても，療法的意味のある演奏ができるような構造を音楽療法士が作る。感覚運動スキルの促進や，歌うことによる言語機能の改善，コミュニケーション機能の発達，また感情表現や発散により情緒を安定させることなどが目標になる。

3）身体を動かす

既成の曲や即興の曲とともに身体を動かす。これにより，感覚運動スキルを改善したり，運動機能を高める。時間的秩序に適した行動を促進する。また他者への共感，相互作用など集団スキルを促進させることなどが目標になる。

4）創作する

クライエントが作詞，作曲したり，また身体表現動作を創作する。クライエントの意図する創作が達成されるように，音楽療法士は音楽技術的な面から援助する。計画性，組織力の育成，および内的体験における表現力の向上，自己への責任感の向上などが目標になる。

このような音楽療法の形態は，通常組み合わせて用いるが，対象者によって組み合わせ方は多少異なってくる。例えば，医療現場では鑑賞する形態が多くなるし，障害児，高齢者のセッションでは演奏したり，身体を動かすことが多くなっている。

もちろん，これらの形態は音楽療法士とクライエントが1対1である個別セッションでも，複数のクライエントで行うグループセッションの場合でも同様に用いられている。

③ 対　象

「認定音楽療法士の臨床に関するアンケート調査の報告」[4] によれば，対象者は高齢者領域が35.3％で一番多く，児童領域は32.9％，成人領域は25.8％，その他，総合病院などが6％となっている。その内訳について，厚生科学研究費補助金，障害保健福祉総合研究事業「わが国の教育・福祉領域における音楽療法の実態に関する研究」[5]によると，高齢者では，認知症，脳血管障害，脳神経障害の順であり（N=1,226），児童領域（障害児・者）の内訳は知的障害が一番多く，自閉症，重複障害，肢体不自由の順になっている（N=1,613）。また成人では統合失調症，うつ病，ボーダー，神経症，心身症，摂食障害，嗜癖という順になっている（N=554）。

2000年の調査[5]では，音楽療法の対象者の約50％が障害児・者であったが，2004年の調査では，高齢者が1位になっている。わが国は超高齢社会に到達して，ますます高齢者が増加してくると考えられる。一方，最近では，医療現場での音楽療法士の数も増え，緩和ケア病棟，ホスピスでの音楽療法も行われるようになってきた。

欧米では，外科的手術前の不安の軽減や，手術後の痛みの緩和，出産時，熱傷治療の際の痛みの軽減，慢性疼痛の緩和などのために，さまざまな医学領域で音楽療法の実践が多くなされている。また，昏睡状態の患者への意識回復や，集中治療室でのストレス緩和，歌唱活動や吹奏楽器を使用することによる喘息などの呼吸治療，さらに身体的リハビリテーションなどに音楽療法が用いられている。とくにリハビリテーションに関しては，音楽リズムがもつ運動機能調整作用を用いてパーキンソン病患者の歩行改善がなされている。

ここでは，対象者別に音楽療法の実際を概観していく。そして，代替医療として音楽療法を活かすために，高齢者領域では，認知症患者への音楽療法効果研究を，また，児童領域では，自閉症者への音楽療法効果研究を，成人領域では統合失調症患者への音楽療法効果研究を，医療現場での音楽療法に関しては，ホスピス，緩和ケアでの音楽療法効果研究を取り上げ紹介する。

chapter 4

高齢者への音楽療法

① 人口高齢化の現状

わが国は2020年には65歳以上の高齢者が3,617万人で，総人口の28.7％になった。また平均寿命は女性が87.45歳，男性が81.41歳となり，ともに過去最高を更新している。平均寿命の伸長の要因には，衣食住をはじめとする生活水準の向上や医療，公衆衛生の整備などが挙げられるが[6)]，人口の高齢化には，一方で出生率の低下が大きな影響を及ぼしている。

1人の女性が生涯に子どもを何人出産するかを示す比率である合計特殊出産率は1960年には2.00であったが，2020年には1.15で，2018年の1.20よりさらに低下し，3年連続の低下となった。まさにわが国は少子高齢化の道を突き進んでいる。

高齢者数の増加に伴い認知症患者数も急速に増加し，2025年には認知症患者は約700万人になり，65歳以上の高齢者の5人に一人が認知症に罹患するという。深刻な社会問題である。厚生労働省では，「認知症の人の意思が尊重され，できる限り住み慣れた地域の良い環境で自分らしく暮らしを続けることができる社会を実現する」ことを目的に，団塊の世代が75歳以上となる2025年を見据え，新オレンジプランを策定した。

新オレンジプラン

正式には「認知症施策推進総合戦略」と呼ぶ。これには以下，七つの柱がある。

（1）認知症への理解を深めるための普及・啓発の推進

（2）認知症の様態に応じた適時・適切な医療・介護等の提供

（3）若年性認知症施策の強化

（4）認知症の人の介護者への支援

（5）認知症の人を含む高齢者にやさしい地域づくりの推進

（6）認知症の予防法，診断法，治療法，リハビリテーション，介護モデルなどの，研究開発およびその成果の普及の推進

（7）認知症の人やその家族の視点の重視

音楽療法と関係が深いのは「（4）認知症の人の介護者への支援」「（6）認知症の予防法，診断法，治療法，リハビリテーション，介護モデルなどの，研究開発およびその成果の普及の推進」というところであろうか。

② 認知症

認知症とは「後天的に獲得した知能が，脳の器質障害によって持続的に低下した状態」とされる[7)]。認知症の種類は次頁の表1のように（1）アルツハイマー病，（2）脳血管性認知症，（3）レビー小体型認知症，（4）前頭葉側頭葉型認知症，（5）硬膜下血腫など治療可能な認知症に分かれる。この中で，進行してしまうと回復は困難であるが，十分に発症予防や進行予防が可能なのは（2）脳血管性認知症であり，根本的治療が困難で脳の神経細胞がゆっくり壊れていく神経変性疾患による認知症が（1）アルツハイマー型認知症，（3）レビー小体型認知症，（4）前頭葉側頭葉型認知症とされている。

表1　認知症原因疾患の割合

(1) アルツハイマー病 (67.6 %)
(2) 脳血管性認知症 (19.5 %)
(3) レビー小体型認知症 (4.3 %)
(4) 前頭側頭葉型認知症 (1.0 %)
(5) 治療可能な認知症　硬膜下血腫など

※根本的治療ができる認知症：5
※進行してしまうと回復は困難であるが十分に発症予防や進行予防が可能な認知症：2
※根本的治療が困難な脳の神経細胞がゆっくり壊れていく神経変性疾患による認知症：1, 3, 4
（厚生労働省老健局. 認知症施策の総合的な推進について（参考資料）令和元年6月20日より）

アルツハイマー病は, Alois Alzheimerがこの病気について初めて学会発表してから100年以上経ったが, いまだ治療法が見つかっていない。アルツハイマー病にみられる典型的な二つの特徴とは, アミロイドβ蛋白の塊の蓄積とタウ蛋白のもつれである。これらにより脳の神経細胞が死滅し認知機能が低下する。

認知症の中核症状は, まさに認知機能の低下であるが, 長期記憶は保たれている人が多い。「なじみの歌」は歌詞カードがなくてもすらすら歌え, その歌にまつわる回想を楽しく語る。「なじみの歌」歌唱による回想は, 回想法による道具を用いた場合より手軽である。

3 認知症患者に対する心理社会的アプローチ

米国精神医学会が作成した老年期認知症患者に対する治療ガイドラインの中に, 老年期認知症に対する精神療法・心理社会的アプローチが四つのアプローチとして分類されている[7)]。その中では, 音楽療法は芸術療法（わが国では, 芸術療法というと絵画療法を意味する）として, レクリエーション療法とともに刺激付与的アプローチとして分類されている（表2）。

表2　米国精神医学会による老年期認知症に対する精神療法・心理社会的アプローチの分類

(1) 行動志向的アプローチ (behavior-oriented approaches),
　行動療法的アプローチ (behavioral approaches)
(2) 情動志向的アプローチ (emotional-oriented approaches)
　支持的精神療法 (supportive psychotherapy),
　回想法 (reminiscence therapy),
　バリデーション療法 (validation therapy) など
(3) 認知志向的アプローチ (cognition-oriented approaches)
　リアリティーオリエンテーション (reality orientation ; RO) など
(4) 刺激付与的アプローチ (stimulation-oriented approaches)
　レクリエーション療法 (recreation therapy),
　芸術療法 (art therapy) など

この四つのアプローチについて少し説明を加える。

(1) 行動志向的アプローチ／行動療法的アプローチ

行動療法的アプローチとは，学習論的立場から認知症の高齢者の行動を変容させようとする。認知症患者の問題行動を明確にして，問題行動がいつ，どこで，どのようにして起こったのか，先行刺激は何か，問題行動がまたどのような行動を生み出すのか，刺激と反応という観点から分析して介入をする。徘徊行動や，攻撃行動に関して処罰や行動消去法はあまり効果がないとされている[8)]。

騒いで落ち着かない患者には会話をさせるというように，問題行動とは同時にできない行動（拮抗行動）の強化により問題行動を減少させたり，シェーピング，トークン・エコノミー法などを用いて，活動レベルを向上させる。また，例えば，失禁に対してはトイレに大きく「トイレ」と書いた紙を貼るなど，環境側を変化させることで問題行動の減少をめざす。

(2) 情動志向的アプローチ

情動志向的アプローチにおいて，認知障害が軽度でさほど進行していない場合，支持的精神療法は患者の抱える「不安」を支えることに貢献する。知的機能の衰えは自分のせいだとする患者の自責の念を和らげ，患者の不安を軽減し，社会的交流をできる限り持続させて，生き甲斐を失う必要のないことを知らせることは大きな意味がある。

回想法は，Butlerにより提唱された。高齢者の回想を，過去の執着として否定的に捉えるのではなく，自分の歩んだ人生を振り返り，整理し，その意味を模索するという高齢者にみられる普遍的な過程と把握し，受容的，共感的に接する[9]。ライフレビュー（Life review）は患者の生活史を系統的に聞き，その意味の探究を通じて人格の統合をめざすが，回想法はライフレビューより包括的な概念で，単純な物語や断片的な記憶想起が含まれ，残存機能の活性や情緒の安定を目的とした面が強い。

回想法は音楽療法と同様に，個人回想法と集団回想法とがある。集団は6～8人程度のメンバーで構成され，毎回テーマと内容を設定して回想をさせる。言語的刺激だけではなく，写真，めんこ，お手玉などの非言語的刺激も用いられている。

バリデーション療法はFeilにより始められた。Butlerのライフレビューと Rogersのカウンセリング技法を取り入れながら考えられたものとされている。これも個人療法と集団療法として行われる。集団は5～10人のメンバーで行われ，ゲーム，歌唱，ロールプレーなど取り入れながら会話を行い，メンバー間の共通の問題にふれていく。Feilは，「who, what, where, when, how」と尋ねるように勧めるが,「why」と尋ねてはならないと述べている。思い出やそのときの考えを言語化する中で，一人ひとりが理解され受け入れられているという感情を抱き，自己評価が回復するとされる[10]。

(3) 認知志向的アプローチ

認知志向的アプローチに分類されているリアリティーオリエンテーション（RO）は，1958年にJ. C. Folsomによって行われたものが源とされており，24時間ROやRO教室がある。24時間ROは，さまざまな機会を捉えて患者の名前を呼びかけ，日時，場所，周囲の事物などを教え，再認させることを行う。RO教室は，週に何日かの集団セッションを行い，日時，天候などその日の基本的情報を話し合うところから患者間の交流を図っていく。

ROの行われ方によっては，患者に現実との無理な直面化を強いることになり，怒りや悲哀の反応，または抑うつ状態を呈することがある[11,12]。認知症の高齢者にとって，日時，曜日，天候，季節などは情報として重要なものではなく，それだけをめざした訓練には意味がないといった批判的な見方がある[13]。

(4) 刺激付与的アプローチ

刺激付与的アプローチの中で，レクリエーション療法は，風船バレーのような集団で行われる運動に代表される。身体機能の改善やストレス発散による情緒の改善などが目標とされる。

音楽療法もこの刺激付与的アプローチの中に含まれているが，米国精神医学会もいうように，上記の分類は厳密な線引きをするものではない。

音楽療法を例に挙げれば，著者が行っているプログラムの中においても，行動療法的な部分も含まれるし，RO的な見当識を確認することも，学習療法的なものも，回想法も含まれている。プログラムの詳細についてはp. 24 ～ 36で後述する。

④ 認知症高齢者に対する音楽療法—なじみの歌法

著者は長年，認知症高齢者に「なじみの歌法」を実施し，その効果をみてきた。なじみの歌法とは，「なじみの歌」歌唱により呼び戻ってきた記憶や感情を認知症高齢者とともに語るという活動的回想音楽療法の一つである。認知症高齢者の残存能力である長期記憶に働きかけることを中心とする。さっきご飯を食べたことも忘れるような認知症高齢者であっても，「なじみの歌」は歌詞を見なくても最後まで歌える人が多い。

この「なじみの歌」歌唱で，認知症高齢者の活動レベルが向上することが示された[14,15]。つまり，「なじみの歌」歌唱後，認知症高齢者のぼんやり外を眺める，うとうとするといった「消極的行動」が減少し，「笑いかける」や「話す」といった「自分始発の他人に働きかける行動（直接的行動）」，および「新聞を読む」「テレビを見る」といった「自分に関わる行動（積極的行動）」が増加することが示された。積極的行動や自分始発の直接的行動の増加は，認知症高齢者の活動レベルの向上を意味し，それは認知症の進行防止にもつながると考えている。

そして，「初めての歌」歌唱でも，歌唱後，認知症高齢者の活動レベルは向上するが，「なじみの歌」の方がより向上することも示された[16]。また，音楽療法（なじみの歌法）が週1回小集団で行われれば，少なくとも7週間まで活動レベルの向上が「保持」（それ以前のセッション効果の維持）できるが[17]，隔週セッションではこの「保持」が難しいことがわかった[18]。

「なじみの歌」とは高齢者の好きな歌，よく歌った歌，思い出のある歌を意味し，約800人の高齢者への「なじみの歌」調査[19]によると，「なじみの歌」とは好きな歌50％，よく歌った歌24％，思い出のある歌17％，歌いたい歌8％の順であった。「なじみの歌」の順位は1位が「北国の春」で以下，表3のようになっており，美空ひばりが好きな歌手の第1位であった。

ジャンルは49％が歌謡曲であり，性差，年齢差，学歴差により，「なじみの歌」のジャンルに違いがみられた（図2）。また，「なじみの歌」から呼び戻る記憶，感情は約8割が肯定的感情であった。この調査は1997年にまとめられたものであるが，767名の認知症ではない人たちが被調査者に選ばれた。

表3 なじみの歌の順位

順	曲名	歌手作曲家	作年	ジャンル
1	北国の春	千昌夫	昭和52	歌謡曲
2	荒城の月	滝廉太郎	明治34	唱歌・歌曲
3	赤とんぼ	山田耕筰	昭和2	童謡
4	矢切の渡し	細川たかし	昭和58	歌謡曲
5	さざんかの宿	大川栄策	昭和57	歌謡曲
6	川の流れのように	美空ひばり	平成元	歌謡曲
7	悲しい酒	美空ひばり	昭和41	歌謡曲
7	花	滝廉太郎	明治33	唱歌・歌曲
7	津軽海峡冬景色	石川さゆり	昭和52	歌謡曲
7	王将	村田英雄	昭和36	歌謡曲
7	出世街道	畠山みどり	昭和38	歌謡曲

「なじみの歌」の曲名から一部抜粋

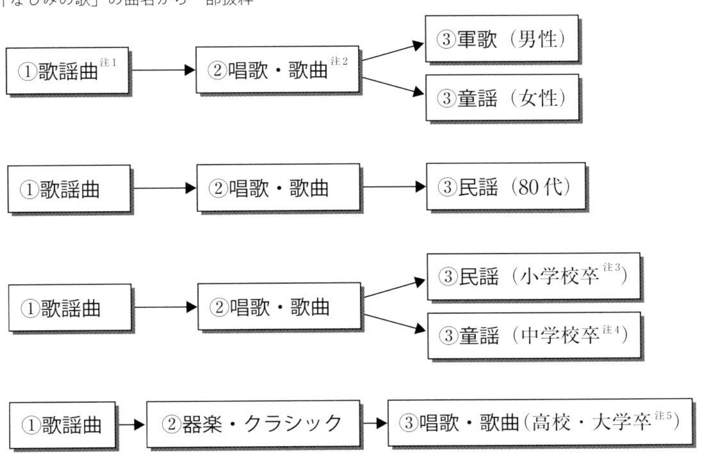

注1：男性は女性に比べて歌謡曲を嗜好する傾向が強い
注2：女性は男性に比べて唱歌，歌曲を嗜好する傾向がある
注3：小学校卒は中学校卒，及び高校・大学校卒と比べて，歌謡曲を嗜好する傾向が強く，外国曲，及び器楽・クラシックを嗜好する傾向が弱い
注4：中学校卒は小学校卒，及び高校・大学校卒と比べて民謡を嗜好する傾向が弱い
注5：高校・大学卒は器楽・クラシックを嗜好する傾向が強い

（「高齢者のための実践音楽療法」中央法規出版，2000より）

図2 「なじみの歌」のジャンルの輪郭

表 4 「なじみの歌」被調査者の構成

年齢	全体	男	女
61 ～ 70 歳	115 (15 %)	40 (20)	75
71 ～ 80 歳	389 (51 %)	97	292
81 ～ 90 歳	253 (33 %)	63	190
合計	767	200	557

(高橋多喜子：高齢者の「なじみの歌」に関する調査報告．日本バイオミュージック学会誌．15 (1)，68-76, 1997 より)

男性は 200 人，女性は 557 人で，構成は表 4 のようである。被調査者には女性が男性の 2 倍以上いたことも関係するのか，この「なじみの歌」調査であがってきた歌が，現在も特別養護老人ホーム (平均入居者年齢 80～90 代) やデイサービスなどで，綿々と引き続き歌われている。また，認知症高齢者の音楽療法プログラムの中で「季節の歌」として，もう何十年も歌い継がれているのが唱歌である。

唱歌は現在も小学校で教えなければいけない歌「心の歌」として 1 学年 4 曲ずつ，6 学年で計 24 曲が指定されている。その中には明治時代作年の「われは海の子」「茶摘み」「ふじ山」「紅葉」，大正時代作年の「朧月夜」「故郷」などがある。東日本大震災のとき，「故郷」をどれだけ歌い，泣き，皆で力を奮い立たせたか忘れられない。日本人ならどの世代でも歌える共通の歌を作っていく日本の音楽教育は，音楽療法の観点から優れていると考えられる。

認知症高齢者の音楽療法はなじみの歌法をベースにしているが，「なじみの歌」とは，約半数の人には，「好きな歌」であった。音楽療法の材料はほとんどすべて患者の好きな歌なのであって，リラクセーションをする際に用いる曲も患者の好きな曲であり，障害児・者も精神科の患者についても好きな曲を使う。即興においてさえ，患者の好きな音楽，患者により強化的な音楽を場面場面で選択していることになる。つまり患者の音楽への反応を見ながら，患者にとってより強化的となる音楽を音楽療法士が瞬間的に選択しているのが即興ともいえる。

⑤ 認知症高齢者に対する音楽療法の効果

ここではまず，コクラン・ライブラリーの結果について紹介する。コクラン・ライブラリー（Cochrane Library, https://www.cochranelibrary.com/）は，医学的介入についてのエビデンスを明らかにするために，無作為化対照試験（Randomized Controlled Trial; RCT）を中心として，システィマティック・レビュー（Systematic Review）など，世界中からの論文をあらかじめ定めた基準で網羅的に収集し，批判的評価を加え要約し，公表している。

「認知症の人のための音楽ベースの治療的介入」[20]とし，22件の試験と890例から得られた結果を2018年に公表した。これらのデータからは，音楽療法によりうつ症状が改善され，全体的な行動の問題が改善され，感情的な幸福と生活の質を改善し不安を軽減する可能性があるが，興奮や攻撃性，また認知についてはほとんど影響を与えない可能性があるとした。これは「音楽をベースにした治療的介入」の結果である。この研究では7つの研究が個別の音楽介入であり，その他がグループ介入であったという。今後の課題として，誰が音楽を提供したのか，どんな音楽を提供したのか，「音楽ベース」の介入条件をそろえる必要があると考えられよう。

また，「Music Therapy Dementia」をキーワードとして，PubMed（https://pubmed.ncbi.nlm.nih.gov/）でも検索した。

PubMedにおいては「音楽療法は高齢の認知症患者の行動や認知機能を強化するのか」と題してシスティマティック・レビューとメタ分析をしているものを紹介する。この論文は2016年9月までの34の研究（42の分析，1,757人の被験者）を含み，音楽療法は**妨害行動や不安**に対して積極的なエビデンスがあり，認知機能やうつやQOLに関しても積極的な傾向があるとした[21]。

またGomez-Romeroも，「音楽療法，認知症，行動」をキーワードにして2003年から2013年までの2,188件の論文からシスティマティック・レビューの用件を満たした11件の論文から，音楽療法は有益であり，認知症患者の行動障害，**不安**および**興奮**を改善すると結論付けている[22]。

さらに音楽療法と向精神薬の関係に言及したRidderら[22]は，ナーシングホームで生活する中度・重度の認知症高齢者の**興奮**が音楽療法で有意に減少し，投薬の増加を防いだと述べている。これはクロスオーバー試験で行われ，42名の認知症高齢者が6週間の個別音楽療法を受けるグループと標準治療のグループにランダムに分けられた。**興奮混乱**は標準治療中に増加し，音楽療法中に減少した。その差は有意であり（$p = 0.027$），音楽療法は中程度の効果量（0.5omez 0）であった。向精神薬の処方は，音楽療法中よりも標準治療中の方が有意に増加した（$p = 0.02$）[23]。

また，Gómezら（2019）も軽度から中度の42人のアルツハイマー病の患者が，6週間の音楽療法を受け，MMSE（Mini Mental State Examination）やNeuropsychiatric Inventory，不安やうつ度（Hospital Anxiety, Depression Scale），Barthel Index scoresで測定した結果，軽度と中等度の両方の認知症で，**記憶，うつ，不安に有意な改善**が見られたとしている[24]。

上田らも認知症高齢者の認知機能，および日常生活動作に対する音楽療法の効果を調査することを目的とし，文献検索は，MEDLINE，CINAHL，PsycINFO，および医学中央雑誌のデータベースからランダム化比較試験，対照臨床試験，コホート研究，対照試験を含む20の研究を選択し，標準化平均差（SMD）を使用してメタアナリシスを実施した結果，音楽療法が**不安**に対して中程度の効果を持っているとした[25]。

1）BPSDに対する効果

認知症高齢者に対する音楽療法効果を見ていくと，規模の大きい無作為抽出論論文などを集め，システィマティックにメタ分析をして，効果についてまとめているものが多くなってきた。認知症患者にしばしば出現する知覚や思考内容，気分あるいは行動の障害

(Behavioral and Psychological Symptoms of Demantia; BPSD) についてはほぼ，不安やうつに対して興奮行動や妨害行動に対しても音楽療法は効果があるとしてもよいであろう。

Chang ら[26]（2015）は認知症患者と音楽療法に関する15年分の研究の中から，無作為抽出研究をすべて抜き出しメタ分析を行った。その結果，音楽療法は有意に妨害行動を改善し，認知症にまつわる不安レベルを改善し，うつ状態にも認知機能にも効果があるとした。効果量からすると，

①音楽療法は認知症の妨害行動に大きな効果があり，

②不安やうつに関しては中くらいの効果が，

③認知機能には小さな効果があるとした。

またIng-Randonlph ら[27]は，1989年から2014年までのすべての量的論文にあたり，七つの研究から集団音楽療法の認知症患者の不安についてシステマティック・レビューを行った。不安に対する集団音楽療法は有望な介入法であるが，効果は集団のサイズや方法がさまざまであり，いつが不安介入の一番良いときであるかなど，音楽療法士と看護師が日々の介入として開発していかなければならないとしている。

先のChang ら[26]によるとセッションの頻度は，個別音楽療法の場合は週1回行われるべきで，音楽介入方法が構築されなければならないとしている。また，集団音楽療法は，妨害行動や不安やうつレベルの軽減のためには週に数回行わなければならないとしている。

わが国の場合も認知症高齢者のセッションは集団音楽療法の形態をとっているところがほとんどである。認知症レベルの異なるさまざまな人が参加し，また参加人数によっても効果が異なることは当然であろう。確かに，どのようなサイズで，どのような介入が効果的なのか，方法論的に厳格なモデルでの研究が進められることを期待したい。

Li ら[28]は2004年から2013年までの「music」「music therapy」「dementia」をキーワードにして検出された272（この中で無作為抽

出論文は18）の論文から，音楽療法は認知機能，精神的徴候，食事の問題を改善するとしている。研究での音楽療法の材料は「なじみの歌」を使用するものがほとんどで（61.1％），30分の介入で週2回行われ，77.8％が音楽療法士か訓練されたケアワーカーによるセッションであったと報告している。

2）他の代替医療との比較

次に他の代替医療と比較するものに関して述べていきたい。

Livingstonら（2014）[29]は無作為抽出研究のレビューで，person-centredケアや認知症患者への熟達したコミュニケーションスキルなどもケアホームでの激しい興奮行動を減じることができるが，音楽療法も同様に効果があったとしている。しかし，アロマセラピーや光療法については効果はなかった。これからはこれらの効果がどのくらい持続するのか，自宅での介護でどのように使われるべきなのかが問題とされるとしている。またSamsonら[30]（2015）は，音楽療法により患者のwell-beingが促進され，ケアワーカーの荷が軽くなったとしている。非薬物療法の介入としての回想法や園芸療法，身体活動や教育活動と比べて音楽療法は重度の認知症患者にも適応できるという利点があろう。

⑥ 認知症高齢者に対する音楽療法の実際

ここでは音楽療法士のみではなく，介護や看護に関わる人も音楽を使った援助ができるように，音楽療法セッションプログラムやプログラムを遂行するにあたっての注意事項を具体的に詳述する。

1）高齢者に対する音楽療法の進め方

❶アセスメントと目標設定

「音楽療法の定義」のところで述べたように，音楽療法を始めるにあたって，まず事前評価（アセスメント）が必要である。高齢者の場合は，病歴，服薬状況，認知度（これにより，記憶，理解力，集中力などの程度を推測する），年齢，生育歴，職歴，ADL状況，家族関係，好きな音楽，音楽での得意分野などの情報を踏まえて，アセスメントを行い，目標を設定する。

グループセッションの場合は，グループ全体の認知の程度，認知症状の傾向性（例えば，うつ的傾向が強い人がどのくらいグループにいるのかなど），グループでの男女比，年齢層，学歴などの評価がより重要になってくる。個々人の目標設定とともに，グループも成長していくことを考慮に入れて，グループの目標も設定する必要がある。

❷計画立案

次に計画立案になるが，以下の点を考慮する。

a．グループセッションとグループサイズ

わが国での高齢者に対する音楽療法は，ほとんどが認知症患者に行われる集団音楽療法である。個別のセッションであれば，患者―セラピストという構造の中で，個々の患者の状態や必要性に応じた介入が可能である。しかし，グループセッションの場合は，個別セッションでの患者とセラピストとの相互作用に加えて，患者間の相互作用が加わる。他の患者と交わることで，孤独感や不安感などが減少し感情が安定する，適応力，対人関係が改善する，他者の中で自己を再評価できるなどのメリットも挙げられているが，自己評価が低下したり，孤独感を強くしたりするなどの指摘もなされている。

集団の中でどのように力動が働くのか，グループ作りや集団内での個人の力動にも配慮しなくてはならない。認知症の程度や年齢，疾病の種類などを同質にするのか，混合にするのか，どちらが効果的なのか議論があるところである。現実問題として，わが国においては混合グループにならざるを得ない。著者は，最近では，同質のグループより，認知症の程度がばらばらな異質のグループの方がいいように思う。軽度の患者が重度の患者を引き上

げてくれるように感じている。

もちろんグループのサイズも問題である。軽度の患者の多いデイケア，デイサービス，ケアハウスなどでのセッションでは15人くらいまでなら，集団の中で個人の変化が観察可能であろう。しかし15人を超えると，一人ひとりに目が行き届きにくくなる。認知症の程度が重くなればなるほど，グループサイズは小さくなる。最重度であれば個別セッションが望ましい。

b．セッション時間と頻度

セッション時間は，高齢者の疲労や集中時間を考慮するとやはり1時間程度が適当である。いつから始めても構わないが，あまり早朝だと発声が困難なこともある。したがって午後一番から始めて，セッション後に「おやつ」というのが妥当であろう。高齢者が午後の眠い時間にセッションで声を出して起きていることは夜間の熟眠のためにも望ましい。

頻度に関して，隔週に行われたセッションと毎週のそれを比較した著者の研究[31]では，毎週セッションを行う方が，認知症高齢者の活動レベル向上を示す直接的行動（自分始発の他人に働きかける行動）の増加が大きく，半数の参加者にその行動が「保持」されていたことが示された。この「保持」効果をねらうためには，少なくとも週1回の頻度で行いたい。

c．座り方

座り方はホワイトボード（歌詞カード）を中心に半円形になる。指導者とのスキンシップ，および高齢者同士のスキンシップが保てるように配慮したい。半円は一重の半円がよく，その中心に指導者が入り，補助者（4,5人）は図のように入る（図3）。

伴奏者がおらず指導者1人でセッションを行う場合は，演奏しながらメンバー全員が見えるところにキーボードを置く。指導者の立つ位置は通常ホワイトボードの前であるが，回想を引き出す場合などメンバーに近づいて話を聞く。グループダイナミックスを考慮して，指導者は立つ位置を決める。

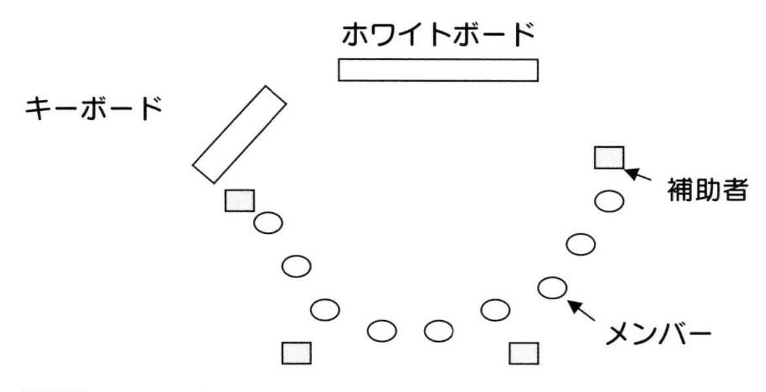

図3 グループセッションの並び方

2）中度認知症高齢者に対する集団セッションプログラム

長年の実践と研究の結果，著者が実践している認知症高齢者への集団セッションプログラムは以下のようなものに落ち着いている。

（セッション時間は約1時間，参加者15人程度）

a．**挨拶**：見当識訓練

b．**軽体操**：身体をほぐす

c．**呼吸，発声，笑い**：肺機能，腹筋の強化

d．**導入の歌**：リラックスを目標にスキンシップを図る

e．**季節の歌**：季節感を歌から

f．**なじみの歌法**：なじみの歌による回想

g．**合奏，ムーブメント，踊り，ダンス**：発散

（ベル合奏：グループ間の連帯感，社会性の強化，集中力の回復）

現在，著者はa～cを組み合わせるような形を行っている。例えば，「アディエムス」のCD（VJCP68117）をかけ，音楽を聴きながらメンバー1人ずつと握手をし，メンバーのその日の様子や顔色を見て挨拶をする（図4）。全員に挨拶し終わったら，座ってできる体操を行い，その体操の中に呼吸法や発声も入れているという具合である。

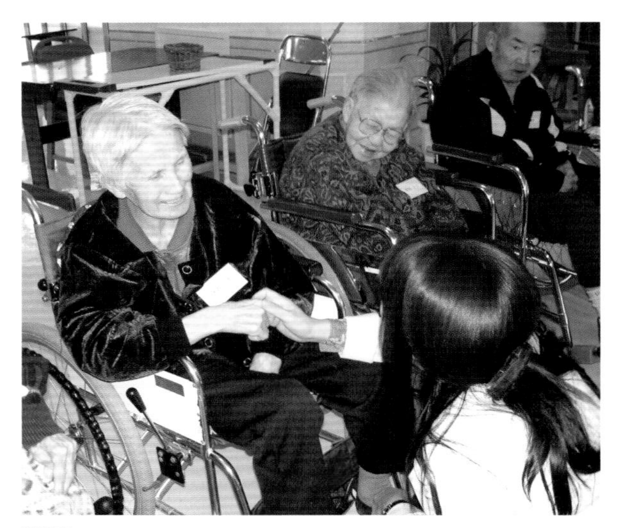

図4 高齢者との挨拶

c．呼吸，発声，笑い：呼吸法は，気功や太極拳のように，息を吸うことよりも吐くことの方が大切である。吐く息を声にしたのが発声で，発声も声明やお経のように声を長く出すことを行う。

例：一息唱（やさしい歌をなるべく一息で歌う，「春が来た，春が来た，どこに来た」まで一息で歌う），俳句に音程を付けて語尾を長く伸ばす（古池や～～，かわず飛び込む水のおと～～～～～～～），早口言葉をゆっくり伸ばして言う（生麦～～生米～～生たまご～～～～～～），昼ご飯のメニューに音程をつけて長く伸ばしながら歌う（「ちらし寿司～～～～～～」D, E, Fis, E, D ～～～～～）始まりの音は一点Dから半音ずつ上げていくなどである。

笑いは，見当識訓練も兼ねて，セッション日の日付を足したり，引いたりして（8月5日なら，8+5=13　13回）十数回，腹筋を使って「ハッハッハ」と腹から笑う。腹筋を使った短い発声になる。最初の挨拶からここまでで，セッション時間の4分の1（15分）を使っている。

d．導入の歌は，グループセッションが始まったばかりの開始期

表5 季節の歌

春	「早春賦」「春よ来い」「春がきた」「どこかで春が」「春の小川」「朧月夜」「花」「茶摘み」など
梅雨	「雨降りお月さん」「あめふり」「てるてる坊主」など
夏	「夏は来ぬ」「海」「うみ」「蛍」「われは海の子」「花火」「牧場の朝」など
秋	「赤とんぼ」「故郷の空」「紅葉」「里の秋」「村祭り」「たき火」「旅愁」など
冬	「冬景色」「ふじの山」「かあさんの歌」「ペチカ」「冬の夜」など
行事	「お正月」「一月一日」「君が代」「紀元節」「うれしい雛まつり」「仰げば尊し」「蛍の光」「鯉のぼり」「こいのぼり」「背くらべ」「たなばたさま」「聖夜」

に用いている。導入の歌ですぐに浮かぶのは「幸せなら手をたたこう」であろうが，幼児向けの歌で手遊びをするのは避けたい。「茶摘み」などは季節の歌も兼ねたスキンシップの歌として適している。

e．**季節の歌**はその季節が変わるまで何度か続けて歌うようにしている。表5は季節の歌の例である。季節の歌には比較的ニュートラルな感じの唱歌を用いている。

f．**なじみの歌**（好きな歌であり，よく歌った歌であり，思い出のある歌）を使った「なじみの歌法」を行うことによって，高齢者に過去の記憶や感情が蘇り，その結果，発話量が増加し，活動レベルが上昇することは4章4の「なじみの歌法」（p. 17）のところで述べた。

「なじみの歌」歌唱は時間をかけ，丁寧に回想を引き出す。著者の調査では「なじみの歌」から引き出された感情の8割は肯定的感情であったが，もしつらい否定的な思い出が蘇ってきた場合には，それを乗り越えてきたことを評価し，自分を否定的に扱うような言葉を肯定的に表現できるように配慮する。また，メンバーからの率直な意見は相互援助に発展させていくことも忘れてはならない。いずれにしても，指導者が「なじみの歌」からの回想を

表6 月別プログラム例

月	テーマ	曲
1	新春，宴会	富士の山，雪（合奏），お座敷小唄，松の木小唄，お富さん，黒田節（合奏）
2	悲恋，男女	早春賦，春よこい，湯島の白梅，金色夜叉（衣装を付けて），真室川音頭（合奏）
3	学校の思い出，別れ	仰げば尊し，雀の学校，なかよし小道，誰か故郷を想わざる，星影のワルツ（Bell）
4	恋	朧月夜，春の小川，野崎小唄，旅の夜風，蘇州夜曲（movement），二人は若い（ゲーム）
5	旅	茶摘み，汽車，旅姿三人男，高原列車はゆくよ，いい湯だな（合奏）
6	結　婚	雨降りお月さん，花嫁人形，南の花嫁さん，うちの女房にゃ髭がある，ここに幸あり（Bell）
7	海	我は海の子，七夕さま，憧れのハワイ航路，ハワイアンダンスまたは大漁唄い込み（合奏）
8	夏	夏の思い出，花火，湖畔の宿，知床旅情（Bell），東京音頭（踊り）
9	月　見	赤とんぼ，証城寺の狸囃子，勘太郎月夜唄，炭坑節（合奏），荒城の月（Bell）
10	運動，勝負	里の秋，うさぎとかめ，柔，365歩のマーチ，ああ人生に涙あり（合奏）
11	恋　人	旅愁，たき火，さざんかの宿，矢切の渡し，船頭小唄，好きになった人（Bell）
12	冬，列車	冬景色，津軽海峡冬景色，哀愁列車，そうらん節（合奏，踊り）

焦点化し，個々の高齢者の現在の状況につなげることによって，高齢者自身の自己再評価，ひいては「死への受容」を促すことができれば理想的である。

「なじみの歌」を歌うことは会話を促進し[32)]，「なじみの歌」は記憶と感情を引き出すのに有効で，患者の過去に結びつき，ケアワーカーとのノンバーバルコミュニケーションの手段となりうる。そのことは認知症患者の理想的な刺激といえよう。

個別セッションであれば，その人の「なじみの歌」をすぐに聞き出すことができるが，グループセッションの場合は，回想法のように，テーマを決めてから選曲する。表6は月別プログラムの例である。回想が引き出せるように同じテーマでまとめてある。

なじみの歌法で活動レベルが向上した後，合奏やムーブメント，踊りを行う。打楽器（図５）を用いての合奏（図６）や，布を使っての身体運動は座ったまま行っても，かなりの運動量になっている。和太鼓は人気の楽器で，歌は歌わないが，和太鼓なら叩くという男性もいる。民謡を用いての合奏は，民謡が踊りと結びついていることが多いことから，立てる人は踊りながら，合奏ということになる（図７）。全国どこでも，高齢者が歌って踊れるのは「炭坑節」であろう。またフラダンスもゆっくりした動きなので取り組みやすく，大判の風呂敷を腰に巻いたり，レイをかけるなどすれば，ハワイの雰囲気を醸し出しながら楽しく踊ることができる。

ベル合奏は社会性を強化するプログラムとして有効であると考えている。これは高齢者が楽しみにしているプログラムの一つでもあり，メンバー全員で一つの曲を完成するという意味で，グループ間の連帯感や仲間意識が育成されやすい。また，自分の担当箇所で音を鳴らさなければならないので，集中力や役割意識が醸成される。音は色で区別し（ド→赤，レ→黄，ミ→緑，ファ→橙，ソ→青，ラ→紫，シ→白），成功感や達成感が得られるように工夫してベル譜を作成する。ベルは旋律を演奏する方法と，伴奏の和音の方を演奏する方法がある。

旋律演奏法は単純な旋律をベルで演奏するのだが，高齢者に大きな満足感をもたらしている。「荒城の月」などは「待ってました」と演奏する方が多い。ベルは，軽量で高齢者に持ちやすく，鈴やカスタネットのように幼稚園的でもなく，初めての楽器に触れるといった喜びがあるのかもしれない。

和音演奏法は，旋律を歌いながら，伴奏部分の和音をベルで奏でるものである。認知症高齢者の場合は，Ⅰ度の和音は赤，Ⅳ度は黄，Ⅴ度は青といった具合にして，３種類の色を弁別して演奏している。高齢者が歌いやすいように（高音は２点Ｄを越えないようにす

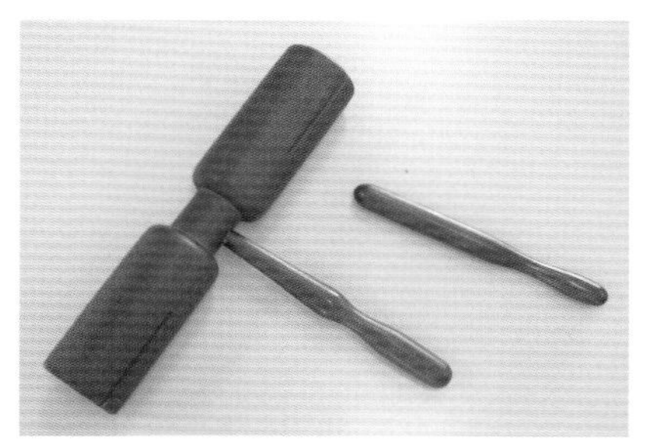

ウッドブロック

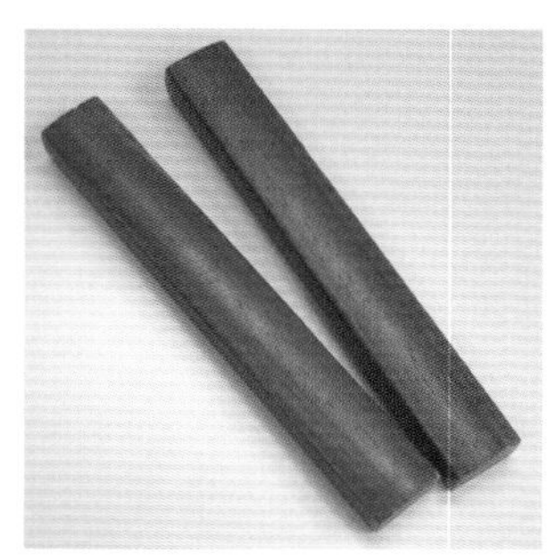

クラベス

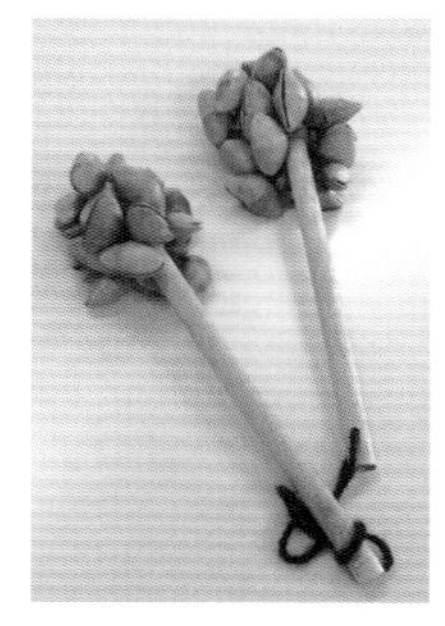

セミーア

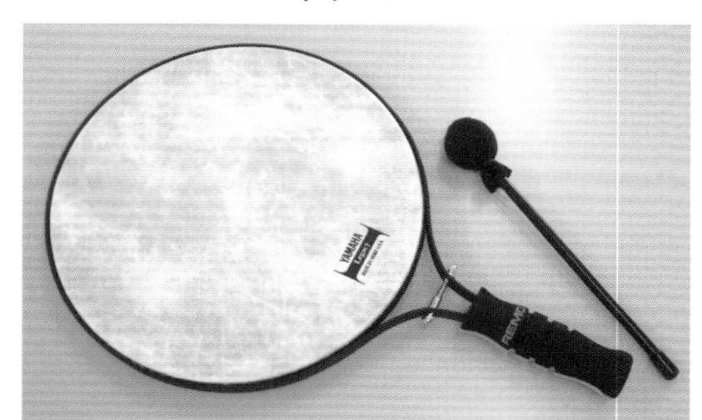

パドルドラム

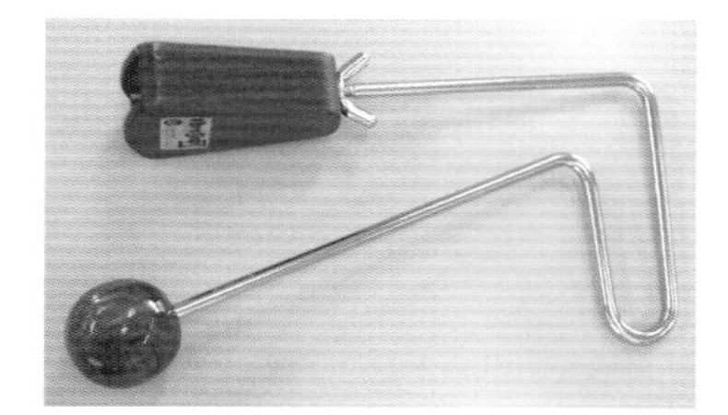

ビブラスラップ

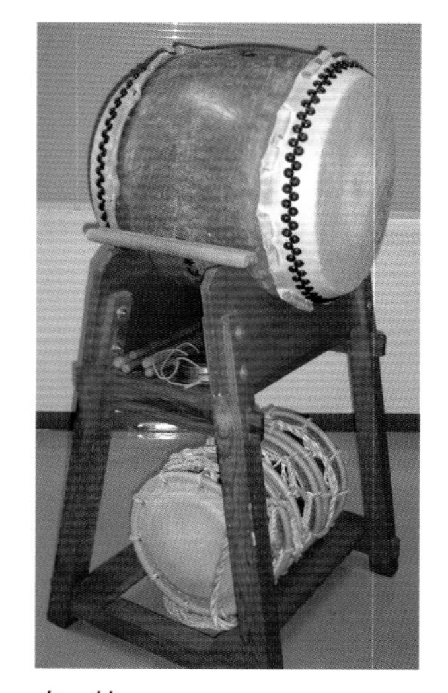

太　鼓

図5 打楽器類

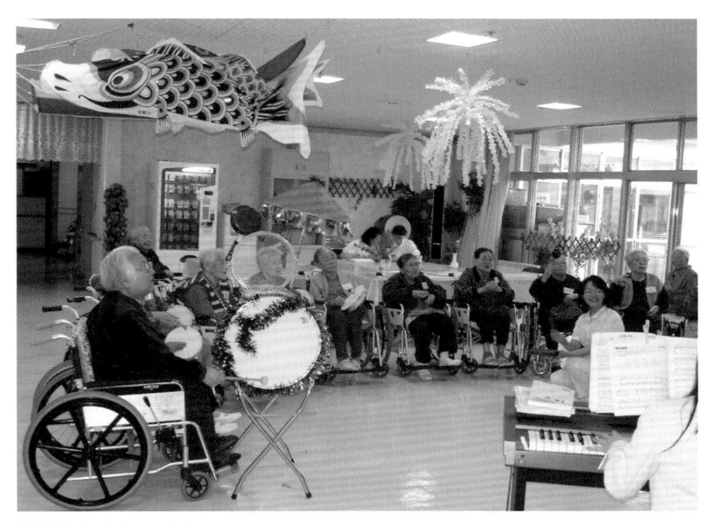

図6 高齢者の合奏風景

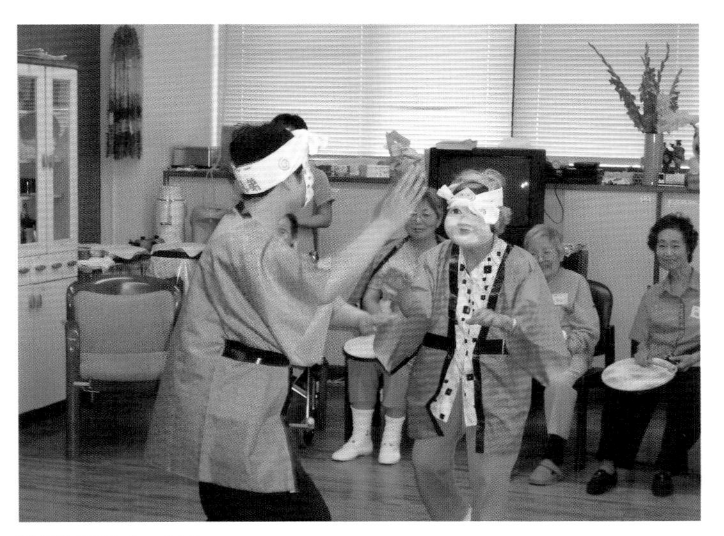

図7 高齢者の踊り

る）移調してから，移調後の調のⅠ，Ⅳ，Ⅴ度に相当するベルに色テープを巻いている。長年ベル演奏を楽しんでいる認知症高齢者や，健常高齢者，統合失調症の患者などは，和音の構成音をそのまま色にして，例えば，ドミソの和音であれば，赤，緑，青を縦に重ねて表記している。この方法であれば，Ⅶの和音や，Ⅰ，Ⅳ，Ⅴ度以外の和音を使うことができる。

ベル譜の例を図８−①②に記した。

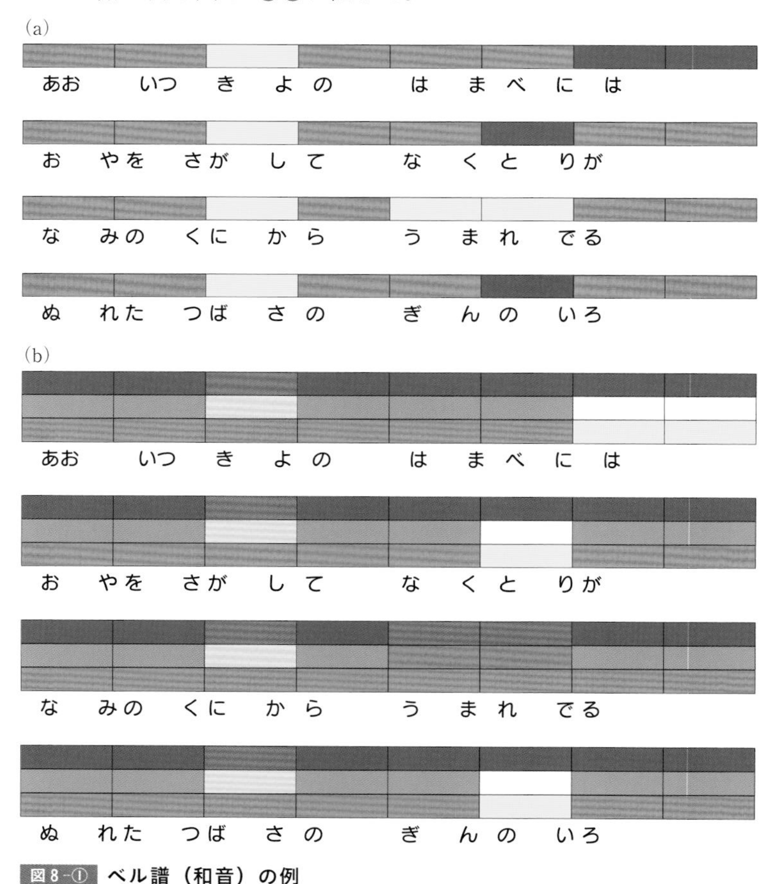

図８-① ベル譜（和音）の例

「浜千鳥」を簡単なⅠ度（赤），Ⅳ度（黄），Ⅴ度（青）の和音で表記したもの（a）と，その和音構成音のそれぞれの色で表記したもの（b）を示す。（a）も（b）も，演奏上は同じベル音が鳴っていることになる。（b）の場合はⅤ度の代わりにＶ７を使うこともできる。

さくら　さくら
やよいのそらは
みわたすかぎり
かすみかくもか
においぞいずる
献立
金曜日

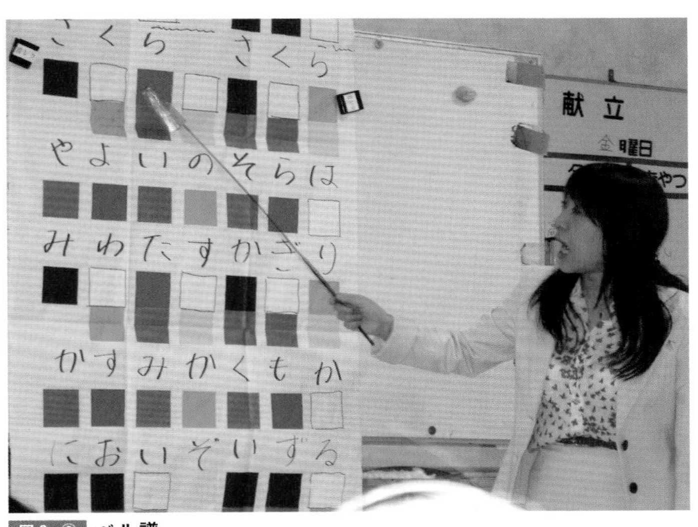

図8-② ベル譜

3）成功のポイント

認知症高齢者に対する音楽療法について，成功のポイントを書き出してみた。

（1）メンバーのなじみの曲を取り上げる

（2）ジャンルは一つに偏らないようにする

（3）男性が比較的多いときには演歌を入れる

（4）女性が多いときには童謡（大正時代に作られた童謡がよい）を入れる

（5）地元の民謡を使う

（6）キーは下げて上は２点Ｄを超えないようにする

（7）テンポは最初ゆっくりから始める

（8）幼児向けの曲は避ける

最後に

認知症に対する音楽療法を実践するに際してのプログラム作成に関して述べてきたが,「認知症に対する音楽療法」は特養やデイサービスなどで集団で，それもかなり大人数で行われ，いまだに個々の参加者のアセスメントはできずにいるところが多い。せいぜい,「参加者の認知症度は中度位です」とか,「介護度は大体，要介護３程度です」という具合である。高齢者の認知症に対する音楽療法は認知症の種類も，認知度も一括りにされて行われているのである。認知症の種類も先に書いたが，アルツハイマー病が約７割とはいえ，脳血管性認知症，レビー小体型や前頭葉側頭葉型認知症の参加者がいるかもしれない。状況にそぐわないような行動が目立ってきたり，大声で叫んだりの行動が出てきたら，前頭葉後頭葉認知症を意識して，その行動を含めて可能なプログラムに組み直してほしい。

また，レビー小体型認知症は，アルツハイマー病と同じく「変性性」の認知症である。「αシヌクレイン」という蛋白質を主成分とする「レビー小体」によって脳の神経細胞や全身の交感神経が障害され,「幻視」「パーキンソン症状」「認知障害」などの症状をきたす[33]。レビー小体が主に大脳皮質に広く現れると「レビー小体型認知症」,レビー小体が主に脳幹に現れると「パーキンソン病」になるといわれている[34]。パーキンソン症状のリハビリテーションに対する音楽療法の効果（リズム刺激による歩行障害への効果）については確立されていて，盛んに歩行訓練がなされている。

⑦ 認知症予防音楽療法

Chang ら[26]のメタ分析によると音楽療法は認知症の妨害行動に大きな効果があり，不安やうつに関しては中くらいの効果が，認知機能には小さな効果があるということであったが，今盛んに行政で行っているのが認知症予防音楽療法である。認知症になる前に認知症予防が可能であれば，医療費などの削減につながっていく。高齢者自身の日常を支える認知機能をいかに維持していくかという問題について，著者ら[35]（2010）はこれまで認知症予防としての音楽療法の効果を検討してきた。ここでは認知症ではない平均年齢79.0歳の後期高齢者を対象としたベル活動を用いた集団音楽療法を半年間実施することにより，認知症予防が示唆できるという結果が示された。

集団でのベル合奏は社会性を強化するプログラムとして有効であると考えられており，参加する高齢者が楽しみにしているプログラムとなりうるという利点がある。加えて参加メンバー全員で一つの曲を完成させるという意味で，グループ間の連帯感とともに，自分の担当箇所で音を鳴らさなければならないという集中力が発揮されやすいとされている。楽しみながら，楽譜を追いつつ，リズムにあわせてベルを振るということが認知的に適度な負荷の二重課題となり，認知症予防効果を生み出すと考えられる。

この研究では，音楽療法参加グループを実験群，音楽療法活動に参加しないグループを統制群として研究がデザインされたが，音楽療法群とカラオケ群との比較でも，同様の結果が出ており，音楽療法を行うことで認知機能が維持できたのではないだろうか[36]。さらに2020年の著者らの論文では，多重課題や記憶賦活課題などで構成された音楽療法プログラム〔「8．認知症予防音楽療法の実際」（p.38～44）参照〕には，前頭葉機能を賦活させる効果があることが示唆された[37]。2010年，2015年の論文では被験者の平均年齢は約80歳であり，この場合，音楽療法で認知機能は維持されるという結果であった（MMSEで評価）。今回，音楽療法群の平均年齢が72.7歳（対照群である合唱群は71.8歳）であると，前頭葉が担う認知機能を包括的に測定するFrontal Assessment Battery（FAB）評価において，音楽療法群は対照群と比べ認知機能が有意に向上した（$t(28)=4.09, p<0.01$）。このことから，対照群も認知症予防を目指した合唱グループであり，音楽を扱ってはいたが，本研究で用いたプログラムによる音楽療法には高齢者の前頭葉機能を賦活させる可能性があることが示唆された。またFABと共に実施したQOL，自

己効力感，主観的幸福感，うつ傾向の評価得点は音楽療法前後で有意な差を示さなかったが，音楽療法実施前のうつ傾向が低いほど音楽療法後のFABの得点の増加が大きかった（r=-0.46, p<0.05）。このことから，対象者の心理状態に合わせて認知機能課題を取り入れた音楽療法の構成が重要である。

厚生労働省では，団塊の世代が後期高齢者になる2025年を見据えて，認知症の発症を5年遅らせることが喫緊の課題になっているが，認知症予防は少なくとも70代前半から行うのが効果的である。

音楽療法は楽しく，低コストで，非侵襲的で，参加者との間にたやすくwell-beingの関係を作れるものである。医療はもっと音楽を使うべきである。そのためには音楽療法の方法論的な部分をもっとクリアにしなければならないだろう。もちろんRCTなどを使いエビデンスを出し続けていく必要があろうし，エビデンスレベルを上げる必要もあろう。しかし，音楽はいつも私たちのそばにある。使わない手はない[38)]。

⑧ 認知症予防音楽療法の実際

認知症予防プログラムは認知症高齢者の音楽療法プログラムに準じたものであるが，以下のように，記憶賦活課題や多重課題を楽しむプログラムになっている。

認知症予防音楽療法プログラム　90分

1．体操（準備体操，転倒防止），指体操
2．呼吸，発声（覚えて発声，あいうえお発声，あいうえお短歌）
3．季節の歌（回想法，ライフレビューを含まない一般的回想を用いる）
4．リズム運動
5．新曲に挑戦
6．トーンチャイムによる合奏

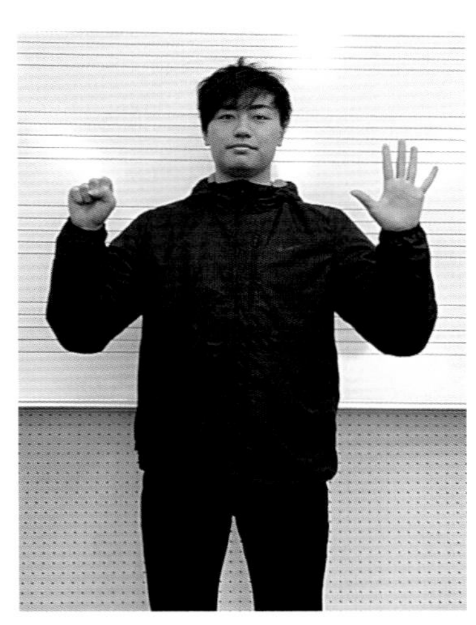

図9

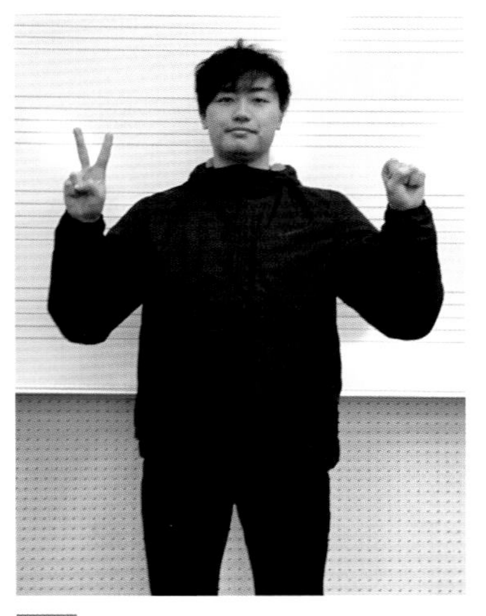

図10

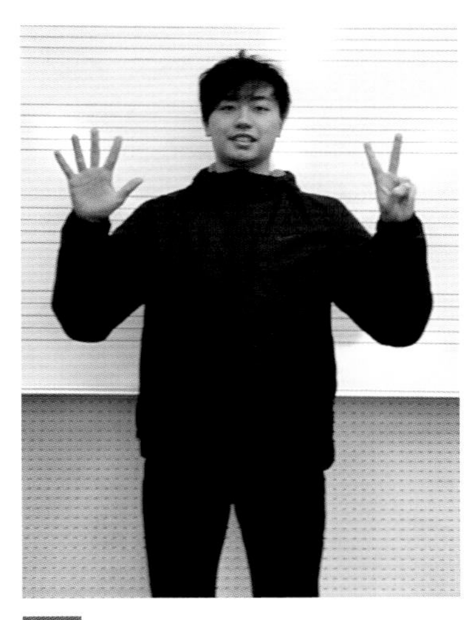

図11

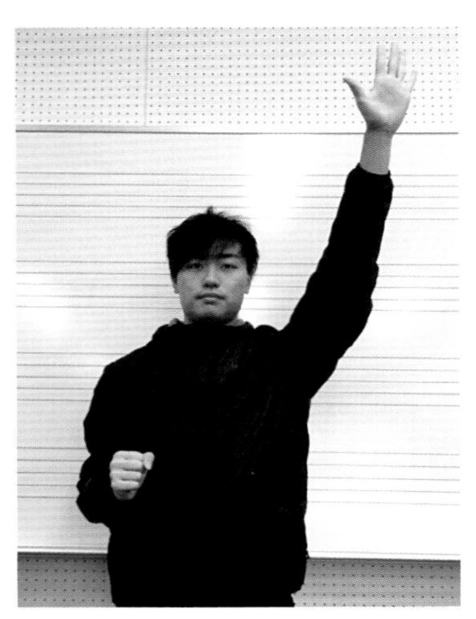

図12

1）指体操

❶指折り体操

10指を折って数える。左右どちらかの手は1本折っておいてか

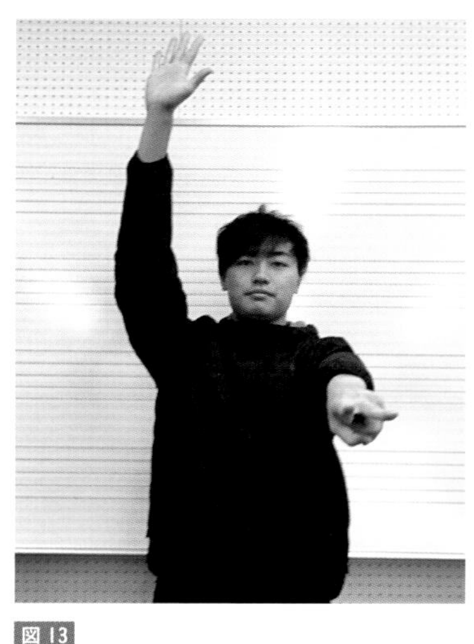

図 13

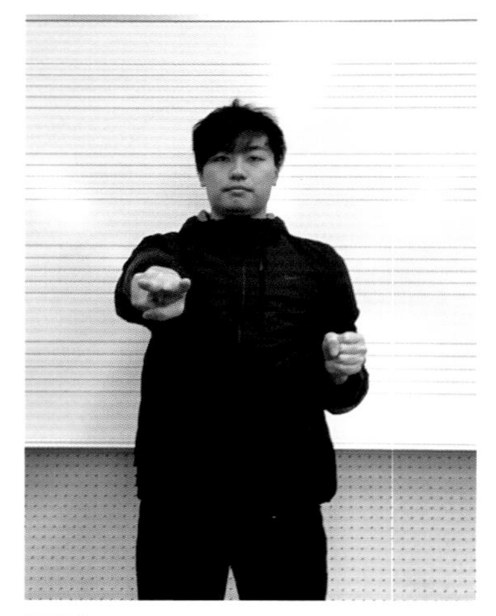

図 14

ら，左右ずらして10数える。左右どちらかの手は２本先に折っておいてから，左右ずらして10数える。

❷ぐうちょきぱー体操

ア）「ぐう」「ちょき」「ぱー」をリズムよく右手で行う。左手は右手の「ぐう」に負ける「ちょき」を出す。右手は常に左手に勝つように出す。これができたら次には右手は左手に負けるように出す。

イ）ア）ができるようになればこれを３拍子の曲で歌いながら行う。「うみ」「ふるさと」「星影のワルツ」など使用するとよい。

ウ）「ぐう」は胸元,「ちょき」は前に突き出す,「ぱー」は両手を高く上げるなど動作を大きくしてイ）を行う。

左右の動作　左ぐう（胸元）　右ぱー（万歳）　右手はいつも左手に勝つ
左ちょき（前に突き出す）　右ぐう（胸元）
左ぱー（万歳）　右ちょき（突き出す）

❸２拍子と３拍子

右手で２拍子，左手で３拍子を振る。２回目は逆にして左手で２拍子，右手で３拍子。１，２，３，４，５，６と数えながら行う。

２）発声

❶覚えて発声

例えば，頭に「あ」のつく単語を７～９個，参加者から出してもらい，それらをホワイトボードに書いていく。「朝顔」「アマリリス」「あめんぼう」「あり」「アイスクリーム」「あめ」「あんみつ」「雨傘」「アイロン」などである。これらの単語を一息で「朝顔」から「アイロン」まで一点Ｄの音で発声していく。

次に２個ずつ単語を消していって，最後には全部消してしまう。２個ずつ消していく度に，発声するキーを半音ずつ上げていく。

人の記憶は７チャンクから＋－２チャンクは一度に記憶できるということらしいが，最高９個の単語を記憶しながら発声していく。

セッション終了後，消した単語を参加者全員で思い出す。

❷あいうえお発声

お腹から声を出すように一息で発声する。

以下の順で行う。これも頭の中で考えながら発声する。

あ行：あいうえお，いうえおあ，うえおあい，えおあいう，おあいうえ

か行：かきくけこ，きくけこか，くけこかき，けこかきく，こかきくけ

今日は「あ」の段，次は「ま」の段などと言って行う。

❸あいうえお短歌

短歌は５７５７７になっているので，例えば「あ」から始めると，あいうえおの５つ目の文字「お」で伸ばしてブレスを行い，次は「お」の次の文字「か」から７つ目の文字「し」で伸ばしてブレスを行う。次の５は「ち」になるという具合である。「あいうえお」の表7を見ないで，考えて発声を行う。

表7 あいうえお発声，あいうえお短歌

・あいうえお
・かきくけこ
・さしすせそ
・たちつてと
・なにぬねの
・はひふへほ
・まみむめも
・やゆよ
・らりるれろ
・わん

❹音大式発声

ここでは声の出し方，腹式呼吸法など丁寧に行う。

3）季節の歌

唱歌を歌い，回想法を用いる。

4）リズム運動

「なじみの歌」を歌いながら，リズムを刻む。ステップを踏みながら行う。ステップは左足を右足に横に移動させて４拍子を刻むものやボックスステップを踏むものなど使用している。

例）

・「かわい」のリズムを刻みながら「七つの子」を歌う。ステップも踏みながら，リズムを刻み，歌う。

・「ババンババンバンバン」のリズムを刻みながら「いい湯だな」を歌う。ステップを踏みながら，リズムを刻み歌う。

・前奏のリズムで「お座敷小唄」を歌う。ステップを踏みながら，リズムを刻み歌う（図15）。

・「お猿の籠や」を歌いながら，ステップを踏み，歌詞の「さ」のところで打楽器を打つ。

休符，三連音符，シンコペーションなどのリズムはなかなか難し

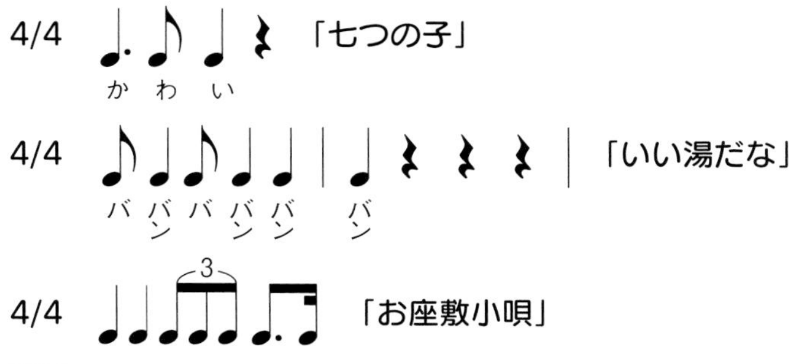

図 15

い。歌いながら，リズムを刻みステップを踏むのはかなりの運動量になる。心拍数も呼吸数も上がるので，１曲歌い終わったら，２，３分休んで水分補給を行う。

5）新曲に挑戦

最近，流行っている曲を楽譜を見ながら歌う。楽譜を見ながら歌うのは，音楽用語，記号の理解や歌う順番がかなり難しいからである。認知症予防教室で行った新曲は「麦の歌」「糸」「ふるさとは今も変わらず」「365日の紙飛行機」など，聞き覚えのある曲がリクエストされ，「新曲練習」を行っている。

6）トーンチャイムによる合奏

やはりトーンチャイムの人気は高い。トーンチャイムは色楽譜を使用しているが，左右の手にそれぞれ１本ずつ異なる音を持って演奏する。これもまた歌いながら，ステップを踏みながら行う。かなり込み入ったベル曲でも熱心に取り組んでいる。

人気のあった曲は「オーシャンゼリゼ」，ステップを踏みながらラインダンスのように並び演奏した。また，「港が見える丘」は楽しくジャズっぽくステップを踏んだ。色楽譜は『認知症予防の音楽療法いきいき魅惑のベル』が詳しい。ベル譜と伴奏譜が並行して記載されている[39]。参照されたい。

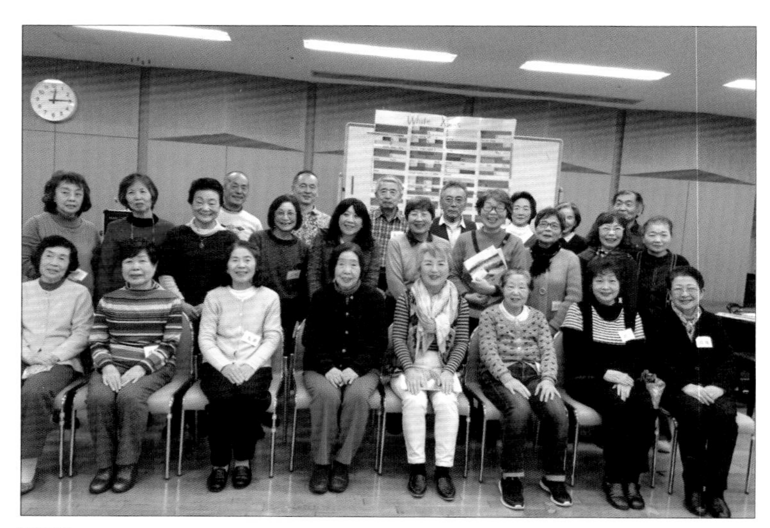

図 16 **認知症予防教室での写真**

また団塊の世代をターゲットにした『ジャズで楽しく認知症予防童謡・唱歌とジャズアレンジ』は，唱歌をジャズ風にアレンジして二重課題，三重課題を設定した。引き算の課題と共に「七夕」を演奏したり，「村祭り」がサンバ風になり，リズム課題が施されたりしている。CD付きなので手軽に楽しめる[40]。これも併せて参照されたい。

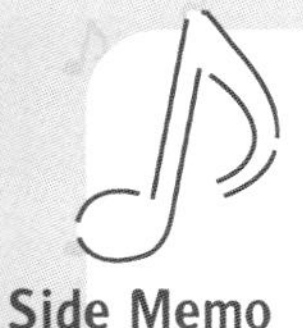

北帰行❶　―昏睡状態でも音楽は聴こえている―

４か月足らずの入院で父はあっけなく逝ってしまった。最後はがんの痛みのせいだろう，父の顔は苦痛でゆがんで見えた。肩で呼吸をして見るからにつらそうであった。しかし昏睡状態にあっても，耳元で「北帰行」を歌うと，苦痛でゆがんだ表情があっという間に優しい表情に変わっていくのを目の当たりにした。「本当に聴覚は最後まで残っているのだ」「私の歌う声が聴こえているのだ」というのが著者の正直な感想だった。昏睡状態の患者への音楽療法についての知識はあったものの，こんなに間近に体験するのは初めてであった。そのとき，私は娘であり，臨床家であった。母がその後，父のなじみの歌を次々と歌い続けたが，そのときも優しい表情が続いていた。

「本当に私たちの声が聴こえていた？　母が歌う歌はどうだった？」と父に聞きたかったが，亡くなってしまったので確かめるすべがない。

私の友人も同じような体験をした。彼女のお母さんが亡くなったときの話である。彼女も昏睡状態のお母さんの耳元で「なじみの歌」（「夕焼け小焼け」「赤とんぼ」「お手々つないで」など童謡が多かった）を歌い続けた。心拍数を表すモニターがすうっと一直線になりそうになるが，歌うと，また波打つ。歌を止めるとまた一直線になりそうになるので，慌てて歌うと波打つ。彼女はドキドキしながら20分間歌い続け，「お母さん，もういいね。最後に歌も十分歌ったしね」と言って別れを告げたのだそうだ。やはり，死ぬ最期の瞬間まで聴覚が残っていることは間違いなさそうである。

最近ではいろいろな葬式の形態があるのだそうだが，著者らは，父の好きだった「北帰行」をトーンチャイムで演奏した。トーンチャイムはベルに比べて余韻が長く，除夜の鐘のようでもあり，教会のカリヨンのようでもあった。まさに，あの世へ届く響きであった。「北帰行」は父の友人も好きな歌であり，皆で大合唱になった。父も幸せだったろう。小林旭が歌ったこの歌は1961（昭和36）年にヒットしたが，原曲は旧旅順高等学校の愛唱歌（準寮歌）である。

「北帰行」

1．窓は夜露にぬれて，都すでに遠のく
　　北へ帰る旅人一人，涙，流れてやまず
2．夢はむなしく消えて，今日も闇をさすらう
　　遠き想い，はかなき望み，恩愛，我を去りぬ

chapter 5

障害児への音楽療法

① 特別支援教育

2013（平成25）年12月の文部科学省初等中等教育局特別支援教育課による「特別支援教育の概要」では特別支援教育の概要について以下のようにまとめられている[41)]。

> **特別支援教育について**
>
> 障害のある子どもについては，その能力や可能性を最大限に伸ばし，自立し，社会参加するために必要な力を培うため，一人一人の教育的ニーズを把握し，特別な配慮の下に，適切な教育を行う必要がある。
>
> このため，障害の状態に応じ，特別支援学校や小・中学校の特別支援学級，あるいは通級による指導において特別の教育課程，少人数の学級編成，特別な配慮の下に作成された教科書，専門的な知識・経験のある教職員，障害に配慮した施設・設備などを活用して指導が行われている。
>
> また，発達障害に関しては，LD・ADHDの児童生徒に対し，教育的支援を適切に行うため，平成18年4月から新たにLD・ADHDの児童生徒を通級による指導対象に位置付けている。

義務教育段階の全児童生徒数は，2017（平成29）年現在989万人で減少傾向にある一方，特別支援学校の在籍者数は年々増加の一途であり， 2007（平成19）年比で1.2倍の約7万2千人，小・中学校特別支援学級は2007（平成19）年比で2.1倍の23万6千人，また，通級による指導は2007（平成19）年比で2.4倍の10万9千人となっている。また通級による指導において，発達障害（LD・ADHD，自閉症スペクトラム障害など）の可能性のある児童生徒は6.5％程度の在籍率であるとされる。

特別支援学級は，障害のある子どものために小・中学校に障害の種別ごとに置かれる少人数の学級（8人を上限）であり，知的障害，

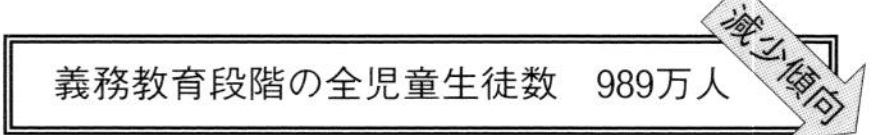

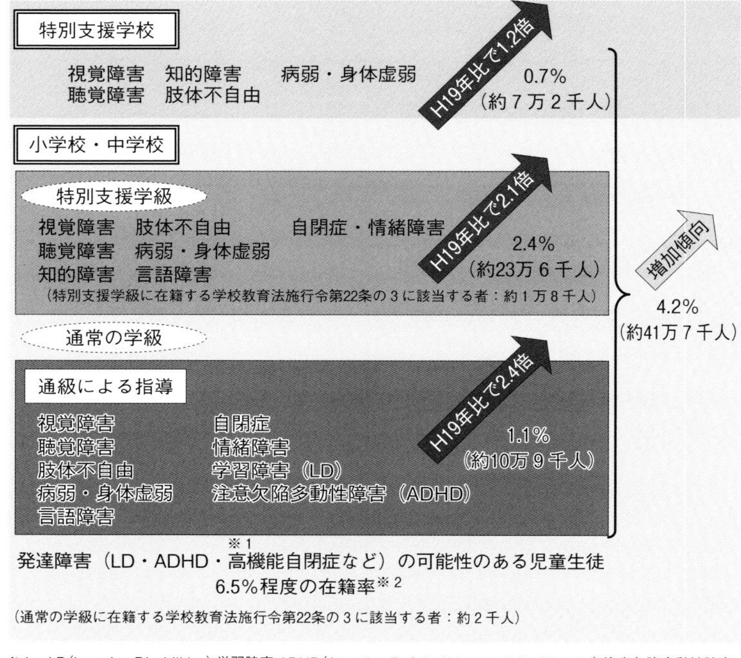

※１　LD（Learning Disabilities）：学習障害，ADHD（Attention-Deficit / Hyperactivity Disorder）：注意欠陥多動性障害
※２　この数値は，平成24年に文部科学省が行った調査において，学級担任を含む複数の教員により判断された回答に基づくものであり，医師に診断によるものではない。

（※２を除く数値は平成29年５月１日現在）

図17 特別支援教育の概要―特別支援教育の対象の概念図（義務教育段階）（平成30年版　障害者白書　第３章）

肢体不自由，病弱・身体虚弱，弱視，難聴，言語障害，自閉症・情緒障害の学級がある。在籍者数は平成27年調査では，知的障害が一番多く，66,720人，次に自閉・情緒障害で64,385人である。

通級による指導は，小・中学校の通常の学級に在籍している障害のある子どもが，ほとんどの授業を通常学級で受けながら，障害の状態に応じた特別の指導を特別な場（通級指導教室）で受ける指導形態である。通級の対象は，言語障害，自閉症，情緒障害，学習障害（LD），注意欠陥多動性障害（ADHD），弱視，難聴などである。

② 特別支援教育とインクルーシブ教育

わが国もインクルーシブ教育に向かって歩みを進めているが，インクルーシブ教育とは，それぞれに違いのある子どもたちが共に学べるような教育活動を意味している[42]。

インクルーシブ教育の原点は『サラマンカ宣言』と言われている。サラマンカ宣言とは1994年，スペインのサラマンカで採択された国際文書のことである。ここでは，特別なニーズを持つ子どもとは，かつての「特殊教育」が対象とした子どもばかりでなく，「一時的であれ，持続的であれ，学校で学習困難を感じている子どもたち」「落第を強いられ，１ないし２年しか初等教育を受けられない子どもたち」「仕事を強いられている子どもたち」も含まれるとされる。単に障害のある子どもを受け入れるためにではなく，障害のない子どももそれぞれに持っている独自のニーズに応えることとなっている。違いに応じてバラバラに教育するのではなく，共通の場において違いを大事にした学びを保障しようとするのがインクルーシブ教育である。

インクルーシブ教育システムにおいては，同じ場で共に学ぶことを追求するとともに，個別の教育的ニーズのある幼児，児童生徒に対して，自立と社会参加を見据えて，その時点で教育的ニーズに最も的確に応える指導を提供できる多様で柔軟な仕組みを整備することが重要であり，小・中学校における通常の学級，通級による指導，特別支援学級，特別支援学校といった，連続性のある「多様な学びの場」を用意しておくことが必要である。それぞれの子どもが，授業内容がわかり学習活動に参加している実感・達成感を持ちながら，充実した時間を過ごしつつ，生きる力を身につけていけるかどうか，これが最も本質的な視点であるとしている。

年々増加する障害者数に特別支援学校は増加の一途を辿っているが，インクルーシブ教育の実際においては，さまざまな子どもたちがいるクラスの中で，どのような学級経営を行ったらいいのか，どのような授業展開を行ったらいいのかなど，具体的な方法論がすぐにでも必要であろう。また，障害のない子どもの親の，障害に対する理解をどのように深めていくかなどの問題解決が急務である。

ここではインクルーシブ教育の具体例として，平易な曲の合奏について触れたい。特別支援学校において，「キラキラ星」のような，よく知られている平易な曲の合奏で社会性が向上した。この合奏例は，4, 5人でグループを作り，楽器を複数用意し（ベル，トーンチャイム，スイングバーギター，ピアノなど），障害，年齢が異なるメンバーが演奏する形態にした。また4分音符，2分音符など異なるリズムを各メンバーが演奏し，相手の旋律，リズムを聴きながら演奏することを目標にした。

朝の会の前などの10分程度の時間で半年間練習した結果，皆の演奏が合うようになり，演奏終了後に拍手をしたり，楽器や机，椅子を協力して準備，片付けをする行動が増加した。子ども同士で歌いながら演奏する姿が徐々に見られ，初期社会性発達アセスメント（AES）の値は有意に上昇した（$t=5.67$, $p<0.05$）[43]。また，同様の方法で，特別支援学級の子ども達も社会性を獲得した[44]。

普通学級でのインクルーシブにおける表現において，A歌唱教材では，歌と動きを扱うものが教科書に多く掲載されていて優れている。また器楽教材の合奏については上述したが，どの世代にも人気のあるトーンチャイム活動など積極的に使っていきたい。トーンチャイムは余韻が長く，音の方向性があるので，「音のキャッチボール」ができる。「わらべうた」などE, G, A音のトーンチャイムがあれば，ランダムにどのように演奏してもきれいに響く。

特別支援学校においても，特別支援学級，普通学級においてもインクルーシブ教育を行うのに音楽は適していると考えられる。どのようなアプローチで音楽を使ったら効果的なのか，もっともっと，音楽療法は教育の中に入って行って実践を重ねていきたい。そして多くの症例を積み上げていきたい。

③ 障害児に対する音楽療法アプローチ

障害児に対する音楽療法アプローチには，音楽を強化子に使用するMusic in Therapyの立場（行動療法的）とNordoff & Robbins[45]の音楽療法のような，クライエントの中の「Music Child」の芽を育て，音楽療法士がクライエントとともに自己実現に向かっていこうとする「Music as Therapy」の立場（人間主義的傾向）とに大別できる。

1）行動療法的アプローチ

行動療法的なアプローチについては，4章3の「認知症患者に対する心理社会的アプローチ」（p. 14）でも述べたが，行動療法では問題を行動として捉え，それらの行動の分析をして，問題を改善させるにはどうしたらよいかという仮説を立て，治療を行う。山上[46]に従って，以下，行動療法の理論モデルを説明する。現在，行動療法の理論モデルは，**a．新行動SR仲介理論モデル**，**b．応用行動分析モデル**，**c．社会学習理論モデル**，**d．認知行動療法モデル**に大別されている。

a．新行動SR仲介理論モデルは，神経症性行動，とくに不安の治療に有効な技法，例えば，系統的脱感作法のような技法をもっている。

b．応用行動分析モデルは，オペラント学習型の治療方法で，強化が中心になる。強化や刺激統制などの基本技術があって，そのどの部分を強調しているかによって技法名がついている。シェーピング，プロンプティング，正の強化・負の強化法，トークン・エコノミー法など多くの技法がある。多くの技法についての詳細はここでは割愛するが，Alberto[47]が詳しい。

c．社会学習理論モデルは，モデリング，セルフコントロール，セルフモニタリングのような技法をもっている。ここでは，治療の中にある非特異的な因子，例えば，期待，予期，自己効力感などを操作する。

d．認知行動療法モデルは，今までａ．新行動SR仲介理論モデルに入っていた思考修正法や，自己教示訓練などに，論理情動療法や認知療法が加わった。認知療法は，認知（考え方や認知の仕方）が行動を支配する関係にあるとする考え方に基づいている。

知的障害児の音楽療法セッションにおける行動療法的アプローチでは，音楽が強化子になる。上記で述べるとｂのモデルである。増加させたい標的行動が現れたら，ご褒美に伴奏つきでドラムを叩ける。好きな楽器演奏ができる。また，ピアノと楽器でのアンサンブルをしたいがために，指導者に「ピアノを弾いて」，または「弾いて」と言葉を使う訓練にもなる。お気に入りの曲を何回も演奏したいので「もう一度」という言葉をいう機会が何度でも現れることになる。まさに音楽は，「快」の情動経験を多くもつことができ，楽しみながら，動機づけに配慮した課題設定を楽に作ることができる。

2）人間主義的アプローチ

障害児への音楽療法における人間主義的アプローチは，Nordoff & Robbinsの音楽療法に代表される。ここでは，人間は一人ひとりが成長と自己実現に向かう可能性をもった存在であり，クライエントのもつ潜在力と主体的能力を尊重し，内在する自己実現の促進的環境を提供することが介入の目的となっている。

Nordoff & Robbinsの音楽療法は，米国のピアニストであるPaul Nordoff とイギリス生まれの特殊教育家Clive Robbinsによって開発された。あらゆる人間の内部には生来的な音楽への反応性があり，「音楽の子（Music Child）」とでもいえるものがある。障害のある子どもはこの「音楽の子」が眠っているのであり，音楽に反応する心を目覚めさせることからセッションは始まる。セラピストはクライエントの状態に応じて即興演奏を行い，それにより，クライエントとコミュニケーションし，クライエントは安心感を得る。ある特定の標的行動を獲得するためにアプローチするというより，セラピストとクライエントとの相互作用によりクライエント自身が成長することが重要視される。「音楽の子」を目覚めさせる即興演奏を可能にするためには，セラピストは和声，旋法（モード），転調の技術，音楽的イデオムなどに習熟していなければならない。

④ 障害児に対する音楽療法の効果

ここでは自閉症スペクトラム障害（ASD）に関しての音楽療法効果を採り挙げていきたい。

2014年のコクラン・レビューから，Geretseggerらのシステマティック・レビューを紹介する[48)]。ここでは，10の無作為抽出研究（RCT）が採り挙げられ（対象症例数165人），自閉症スペクトラム障害の人々に対する1週間から7か月間の短期，中期間の音楽療法の効果量が測定された。

音楽療法はプラセボや標準的ケアと比較して，ASDの人々の「社会的相互作用」や「療法場面での非言語的コミュニケーションスキル」「言語的コミュニケーションスキル」「開始行動（initiating behavior）」には中くらいの効果があり，「社会・情緒的相互作用」には低い効果があるとした。Geretseggerらはこれらの効果はより大きなサンプル数での裏付けが必要であり，また音楽療法を行うには，アカデミックな臨床訓練が必要であると述べている。

このGeretseggerらの「更なる研究の裏付け」を受けて，ソーシャルスキルに関してLaGasse[49)]もASDの子どもたちへのグループ音楽療法は共同注意（joint attention）に関して効果があるとした。

LaGasseの研究目的は，ASDの子どもたちへの集団音楽療法でのアイコンタクト，共同注意（joint attention），コミュニケーションについて調べることである。6歳から9歳のASDの子どもたちをランダムに音楽療法グループ（MTG）とソーシャルスキルグループ（SSG）に分け，5週間，1回50分のグループセッションを10回行った。

すべてのグループセッションの目的はソーシャルスキルを獲得することである。評価指標としてSocial Responsiveness Scale（SRS）と the Autism Treatment Evaluation Checklist（ATEC）が用いられ，社会的行動の評価にはビデオ分析を行った。結果は，音楽療法グループ（MTG）の方が仲間同士の共同注意，人に対するアイコンタクトをより獲得できた。コミュニケーションの開始，コミュニケーション反応，社会的行動に関しては，両グループに有意な差はなかった。

他にもASDの子どもたちへの音楽療法効果として，ソーシャルスキルの促進を支持するGhasemtabarらの研究[50)]や，障害を持った子どもと親とのホームベースでの音楽療法が親子の相互交流や親子の共時性（synchrony）を促進するとした研究がある[51)]。

ASDの子どもたちは個別性が大きい。個々人の状態像や音楽への反応に大きな差がある。糟谷[52)]はASD児・者に対する音楽療法では，とくに個別反応性について詳細に検討し，事例間の共通事項を見出したり，個々人の多様性を明らかにすることも大切であるとしている。

また，上述の音楽療法での「ソーシャルスキルの促進」とはASDの中核症状に対しての改善を意味する。音楽でのやり取りは適度に構造化されているが，柔軟なやり取りを実行できる。セラピストが投げかけ，対象児が反応し，またそれにセラピストが答えるという「音楽キャッチボール」は他者との共有関係，社会的相互作用を促進すると考えられよう。

ASDに対する介入法として，全米研究評議会（NRC）[53)]は，①個々の強みとニーズを対象とし，②治療価値を支持する科学的根拠があり，③計画的で親も引き込むものであるべきとの見解を示している。音楽療法はこれらの点を十分に満足させられる介入法である。さらに伸びていくために，多様性に即した，個別に対応したさらなるエビデンスの蓄積が必要である。

⑤ 障害児に対する音楽療法の実際

1）障害児に対する音楽療法の目標

障害児に対する音楽療法では，心身両面からの発達的支援が重要であり，一人ひとりの子どもの発達をアセスメントした上での実践が必要となる。障害のある子どもの発達を理解するためには，定型発達を理解する必要がある。「遠城寺式乳幼児分析的発達検査法」[54]では，運動（移動運動・手の運動），社会性（基本的習慣・対人関係），言語（発語・言語理解）の大きく三つの側面から発達の全体を捉えることができる。これらを通して発達のデコボコ（凹凸）を捉え，音楽療法の目標を設定していくことになる。障害児に対する音楽療法の目標は，次の四つに集約できる。

❶人とつながる力を高める

人を信頼し，人へ期待し，自分から人への働きかけを行い，お互いにつながっていると実感できるようになることは，生きていく上で基本となる。人とつながる力を高めていくためには，音や音楽の持つ非言語性を使い，自分の出した音が他者に伝わったという体験や音楽を提供している人と自分との関係を理解できるアプローチが必要である。

❷心身リズム・テンポのバリエーションの幅を広げる

中島恵子（2002）は，『音と人をつなぐコ・ミュージックセラピー』[55]の中で，心身のリズム・テンポのバリエーションと発達について述べている。この考えは，心身一元論に基づくものである。音楽療法の中では，さまざまなリズムやテンポの音楽体験によって，その違いを聴き分けて，多様な動きができるようになり，音や音楽を聴いて動くというバリエーションが増えるようになる。音楽療法の中では，一定のリズムやテンポしか受け入れられなかった子どもが少しずつ受け入れられる幅が広がり，表現できる種類が広がっていく姿が見られるようになる。

❸さまざまな感覚を使ってわかることを増やす

音や音楽のもつ多感覚性を使って「分かる」という体験を重ねていくことができる。音や音楽は聴くもの（聴覚）と捉えがちであるが，楽器に直接触れて音の響きと振動を感じる（触覚），聴いた音を描く（視覚），音を聴いて動く（体性感覚）など，さまざまな感覚を使うことによって，わかることが増えていくことになる。

❹遊べる力を高める

障害児の音楽療法において，「遊び」は重要な要素となる。音を楽しむことができるようになるためには，上述した❶～❸をバランスよく体験していくことが必要である。同時に，積み木や人形，磁石などの遊具も使っていくと遊びが広がることになり，子どもが楽しいと思える遊びを探していくことで，子どもの発達は広がっていくことになる。

2）障害児に対する音楽療法の形態

一人ひとりの子どもの発達状況や目標によって，音楽療法の形態が選択される。重度の重複障害のある子どもや1対1のコミュニケーションや複数の感覚を統合することが難しい子どもの場合は，個別セッションが行われる。また，他児とのコミュニケーションや他児を見ての模倣，協同した音楽活動を行う場合は，グループセッションが行われる。さらに，幼児期には，親子を分離するのではなく親子合同でのグループセッションが行われることもあり，親子の関係構築を目標とすることもある。

これらの音楽療法の形態は，アセスメント後に保護者からのニーズも踏まえ，面談を通して決定されることが望ましい。

3）障害児に対する音楽療法の実際

❶音や音楽を使ったリズム活動

音や音楽を聴きながら，身体を調整して動き，動きの種類を広げていく活動である。前歩き，止まる，走る，スキップ，ジャンプ，後ろ歩き，回転，他者と手をつないで踊るなど「音楽を聴きながら動く」活動と，スタンドドラムやギロなどの音を鳴らすセラピストを見ながら動く「音と動き」の活動もある。また，動きの活動に続いて行う身体をリラックスさせる活動では，CDから流れてくるゆったりとした音楽を聴きながら，床に寝転がったり，オーガンジーの布のふんわり感を体験したりする。

❷楽器に触れて音や音楽を感じる活動

カバサ，メタルフォン，スリットドラム，ギター，ツリーチャイムなどの楽器に直接触れて，それぞれ異なる振動と音色を体験する活動である。例えば，カバサの楽器を使った活動では，子どもの触れるスピードに合わせてセラピストが『かえるの合唱』を歌ったり，スリットドラムでは，『げんこつ山のたぬきさん』を歌ったり，活動を楽しくするために子ども一人ひとりの動きに合わせて歌をつけるなどの工夫が必要となる。

❸音や音楽を描く活動

聴いた音をそのまま広い紙に描く活動である。大きい，小さい，伸びる，点々など楽器の音を聴き，感じたままに描く活動である。音を聴き分けて描く種類が増え，また，流れてくる音楽を表現するなど，描ける幅を点，線，面，立体へと変化させていく活動である。

❹音や音楽を使った遊びの活動

音のリレー，積み木積みや人形を使った活動，磁石の活動など，さまざまな道具を使って遊びを創り出す。音のリレーでは，円形になり自分の出した音を隣の人へとリレーしていき，音と人がつながって楽しいという遊びをめざす。また，飛び出し人形遊びでは，音があると人形が飛び出し，音がなくなると人形が引っ込み，いわゆる「いないいないバー」遊びを楽しむことができる。

❺楽器演奏

子どもに馴染みのある曲に合わせて打楽器などを使って演奏する活動である。小楽器を手に持ち自由に演奏する方法もあれば，既成の曲をフレーズで構成して演奏する方法もある。『おもちゃのチャチャチャ』『ミッキーマウス・マーチ』『サザエさん』『さんぽ』『アンパンマンのマーチ』などの曲がよく使われる。また，キッズドラムによる即興演奏は，小グループ活動で行う。子どもたちが自由に音を出し，皆でリズムに合わせてドラムを叩いたり，音と音でやり取りをしたりし，最後は呼吸を合わせて終わるという即興性や自主性を重視した活動である。

chapter 6 精神障害者への音楽療法

精神障害とは，精神機能に障害をきたして日常生活に支障が生じるようになった状態の総称であるが，わが国の精神保健および精神障害者福祉に関する法律では，「統合失調症，精神作用物質による急性中毒又はその依存症，知的障害，精神病質その他の精神疾患を有するもの」と規定されている。世間一般で「精神障害」というと，統合失調症を指すことが多い。障害が目に見えないこともあって周囲から理解されず，障害が不安定なため，医療的治療と福祉的対応の両方が必要である，社会的差別や偏見が大きい，自分の病気や障害を正しく認識しがたく，障害を受容しにくいなどの特徴が挙げられる。ここでは，統合失調症患者に対する音楽療法について述べる。

1 薬物療法と心理社会療法

1952年，統合失調症の治療薬が初めて発見され，また，比較的副作用の少ない非定型抗精神病薬も開発され，薬物療法の成果はますます期待されるようになっている。しかしながら，プラセボが効き目があるように，薬以外の因子の重要性は変わらずに存在する。

薬以外の因子とは，DiMascioら[56]のいうように，（1）患者側の社会，経済的背景，（2）薬に対する期待度，（3）自我の強さ，（4）治療者側の薬に対する期待度，（5）治療環境の問題，（6）治療者と患者との関係などである。急性期においてすら，薬物療法抵抗性患者（十分な薬物療法を行っても陽性症状が持続し，全般的な症状が重症である）には，心理社会療法が有効といわれている[57]。

また，慢性期における心理社会療法は，急性期症状が回復した後に認められる日常生活，社会生活における機能の回復，および，薬物療法抵抗性のために残存して持続的となった精神症状の改善を目標に挙げ，効果も確認されている。精神疾患の治療は，薬物療法と心理社会療法がともに補い合って，具体的な治療成果をあげるものと考えられる。統合失調症患者の社会生活に対する心理社会療法の有効性を検討したものを以下に紹介する。対象となった患者はすべて向精神薬を服用している。

Huxleyら[58]は社会機能について心理社会療法の効果を検討した55の論文を総説して，（1）心理社会療法は全体として社会機能改善に有効である，（2）その中でも家族療法が最も有効性が高く社会機能を改善する，（3）生活技能訓練（Social Skill Training；SST）はコミュニケーション改善には有効だが，それが社会機能にまで般化することは確認できていない，（4）個人療法は社会的能力というよりは症状改善に有効である，（5）家族療法とSSTを組み合わせるともっとよい結果が得られる可能性があるとした。

また，Pillingら[59,60]は無作為割付比較試験を行った39の論文のメタ分析を行い，社会機能に関する改善が明らかに認められたのは，認知行動療法によって，精神症状の改善が明らかに持続したことであるとした。

認知行動療法については，5章3の1）行動療法的アプローチ（p.51）でも少しふれたが，その理論モデルの中心仮説は「心理，障害の症状はその認知過程における認知の歪みに介在されて発生し，持続される。したがって，認知の歪みの修正が介入目的となる」というものである。統合失調症の患者は自己効力感や自己価値観が低下していることが多く，うつ病や不安神経症と同様に，認知の歪みの修正が，上記のように精神症状の改善の持続につながるのであろう。

認知行動療法は，認知面では主観性を，行動面では客観性を組み入れた統合的な枠組みを示しており，1980年以降，臨床心理学の主要モデルとなっている。

② 音楽療法における認知行動療法的アプローチ

音楽療法は，コミュニケーション手段として，また，表現手段として音楽的相互作用を用いる心理療法であるが，音楽という非言語を用いるばかりでなく，言語を使った認知行動療法的アプローチも可能である。精神障害者に対する音楽療法に関して三つの段階が提案されている[61)]。最初に，援助的，活動志向の段階，次に再教育的，内観的—心理過程志向の段階，最後に再構築的，分析的，カタルシス志向の段階である。認知行動療法的アプローチは再教育的，内観的—心理過程志向の音楽療法の展開と捉えるとよい。

最初の援助的，活動志向の音楽療法は，混乱した状態の患者や，やる気のない状態の患者に適した段階で，まず参加することが重要視される。この段階で行うセッションは，集団での歌唱や合奏，音楽ゲームといった一見すると日常的な音楽活動と変わりはない。このセッションでは居場所を確保する，他者への意識の改善，現実感覚の保持，妄想，幻聴から逃れる，衝動的な行動をコントロールする，健康的な余暇時間をもつなどの目標が掲げられる。

次の再教育的，内観的—心理過程志向音楽療法では，最初の段階より，次第に重点が言語反応に移行する。この段階では認知行動療法的アプローチが可能である。例えば，セッションを行う際に患者の好きな歌を選んでもらうが，なぜこの歌を選んだのか，この歌の歌詞はどの部分が共感できるのかなどについて意見を求め，患者の認知の仕方について考えていく。または，クライエントの曲に対する思いや歌詞に対する自分の感情，考え方などをメンバーに語り，それを全員で話し合うことによって，自分の認知の仕方や方法について知る。

現在，心理療法は一つの技法にこだわるのではなく，二つ以上の技法を組み合わせたり，クライエントの症状によって技法を使い分けるべきであると考えられるようになっている[62)]。

③ GIM（音楽によるイメージ誘導法）

Bonny[63] によって考案されたGIM（音楽によるイメージ誘導法；Guided Imagery and Music）は，クラシック音楽を聴取しながら，クライエントが無意識領域においてイメージの旅をするというもので，音楽療法士はその旅のガイド役となる。前述の再構築的，分析的，カタルシス志向の音楽療法といえるであろう。ここでは，潜在意識下に隠れている葛藤を音楽によって意識化，再体験することが行われる。音楽は「変性意識状態」を作り，イメージを引き出し，過去の葛藤を再構築する媒介として用いられる。GIMは，行動療法，精神分析といった人間性心理学の枠組みを超えた，より深い無意識体験があることを認めるトランスパーソナル心理学の枠組みで捉えられよう。GIM成功には，音楽療法士とクライエントとの信頼関係，音楽療法士の技術とともに，選曲が重要であることはいうまでもない。Bonnyの1990年版には，変性意識状態体験のための新楽曲一覧が掲載されている。聞き手が容易に心地よくあたたかな気持ちになる曲として，ホルストの「惑星」の中の「金星」やドビュッシーの「牧神の午後への前奏曲」などが挙げられている。今後の問題は，出てきたイメージをどのように現在の問題につなげていくかであるとされている。

この方法はカナダや米国で多く行われているが，実践するためには特別の音楽療法士資格問題が発生し，そのため，わが国ではほとんど実施されていない。

④ 統合失調症患者に対する音楽療法の効果

まず2017年のコクランレビューから，「統合失調症および統合失調症様障害のある人々のための音楽療法」を紹介する。ここでは，2015年1月までの統合失調症，統合失調症様障害を対象とした無作為抽出研究から176件の研究が特定され，18件，1,215人の研究データが提供されている。研究結果によると，音楽療法では，標準治療と比較して，プラスの効果が見られた。エビデンスの質は低度から中程度であり，音楽療法は全体的な状態を改善し，精神状態，社会的機能，および生活の質を改善することを示唆しているとした。しかし，それらの効果は研究間で一貫性がなく，音楽療法セッション数と提供される音楽療法の質に依存されるとした[64]。

このコクランレビューの題目でもわかるように，DSM-5では統合失調症も自閉症と同じように「統合失調症スペクトラム障害」となっており，スペクトラムの中に「妄想性障害」「短期精神病性障害」「統合失調様障害」「統合失調症感情障害」などの記載がある。「統合失調症」の定義では以下のうち2つ（またはそれ以上），おのおのが1か月間ほとんどいつも存在する。これらのうち少なくとも1つは（1）か（2）か（3）である。（1）妄想，（2）幻覚，（3）まとまりのない発語，（4）ひどくまとまりのない，または緊張病性の行動，（5）陰性症状となっている。

次にPubMedを使用し，「Music Therapy」「Schizophrenia」と入れて検索したものを紹介する。

- Kavakら（2016）：70人の統合失調症患者を35人ずつ，リラクセーションエキソサイズと音楽療法を行う研究グループとコントロールグループの2グループに無作為に分け，研究グループには，週に5回4週間セラピーを行った。コントロールグループには何の介入もしなかった。研究グループではセラピー後，簡易精神症状評価尺度（Brief Psychiatric Rating Scale；BPRS）と統合失調症用うつスケール（Calgary Depression Scale for Schizophrenia；CDSS）の平均値が下降し，研究グループとコントロールグループの差は有意であった（$p<0.05$）。Kavakらは，リラクセーションエキソサイズと音楽療法は統合失調症患者の精神的症状，およびうつレベルを下げるために効果的であり，それらを統合失調症患者の補完医療として使うことができると結論づけ

ている[65]。

- Tsengら(2016)：音楽療法を加えた治療を受けた人と受けなかった人を，メタ分析を通じて比較した。音楽療法を加えた治療を受けた人の方が，陰性症状や気分の症状，および陽性症状においても顕著に効果があった(all $p<0.05$)。この有意差は音楽療法の時間の長さや頻度，セッション数が異なっても変わらなかった。Tsengらは，一般症状の治療効果は病気の罹患期間と顕著に結びついており，そのことは音楽療法が長期の統合失調患者に有益であることを示しているとし，統合失調症患者がこの病気の厳しさを軽減するためには，臨床家は音楽療法を治療に加えるべきであると結論づけている[66]。
- Jiaら（2020）：統合失調症患者に対する補助音楽療法の有効性を評価するために，現在利用可能な無作為化比較試験と対照臨床試験のメタアナリシスが実施された。八つのデータベース(CNKI, PubMed, EMBASE, Cochrane Library, PsycINFO, Web of Science, Psychology and Behavioral Sciences Collection, および Medline）が，開始から2020年1月まで体系的に検索された。音楽療法の効果を評価するためにStandard mean difference（SMD）with 95% confidence interval（CI）valuesが使用された。最終的に，対照条件と比較するために，1,212人の参加者からなる18の研究が選択された。メタアナリシスは，音楽療法が対照群と比較して，統合失調症患者のすべての症状（SMD＝－0.48, 95％CI：－0.74～－0.22)，陰性症状（SMD＝－0.56，95％CI：－0.72～－0.40)，うつ病症状（SMD＝－0.35，95％CI：－0.54～－0.17)，および生活の質（SMD＝0.35，95％CI：0.07～0.62）を改善したことを示した。さらに，すべての症状，陰性症状，および陽性症状にバイアスがないことも示した。しかし，エビデンスの質はまだ低く，統合失調症の治療における音楽療法の効果確認には，より大きなサンプルサイズと適切に設計された研究が必要であるとしている[67]。

⑤ 統合失調症患者に対する音楽療法の実際

1）精神科における音楽療法の目標

精神科における音楽療法の主な目標は以下の通りである。

❶情緒の安定

音楽を聴取したり，演奏したりすることで，感情のうっ積を発散し，情緒の安定を図る。音楽療法士はまずクライエントに居心地のよい場所を提供することから始め，クライエントの好きな音楽で，神経症的患い，妄想，幻聴などから，気をそらすことを行う。

❷社会性の獲得

音楽を通して他者と交流し，関係性を築き，ひきこもりからの解放と社会性獲得をめざす。

❸クライエントの葛藤の解決

精神分析的手法を用いて，神経症などの病因を探し，葛藤の解決を図る。また，歌唱の際の歌詞の部分に注目するなどし，そこから，例えば「敵意」や「不安」などの感情について話し合う（考える）きっかけを作る。

これらの目的達成のために，生演奏やCDなどによる既成曲の聴取・合唱，合奏，既成曲にあわせた即興ダンス，即興による器楽演奏，即興演奏による即興ダンス，音楽ゲームなどの技法が用いられている。

2）コミュニティ音楽療法をめざして

著者はデイケアグループ（集団）への音楽療法と閉鎖，開放病棟での音楽療法（集団，個別）を長年行ってきた。現在，デイケアの患者には誰でも自由に参加できるオープングループによるセッションと，3か月1クールの演奏重視のクローズドグループによるセッションを組み合わせて行っている。デイケアのグループメンバーは，20代から60代までと幅広く，選曲は，前の週にリクエストをして，次の週に演奏するというリクエスト方式を採っている。リクエストされた曲を中心にして次回どんな話題が提供できるのか，どんなテーマで話し合いができるのかを考えている。これが前述した「内観的—心理過程志向の音楽療法」である。

そして年に1度，クローズドグループを募集し，人前での発表を目標とした「音楽グループ○○」を結成する。このグループはクリスマス会などで自分たちの作品を仲間の前で発表するばかりでなく，他の精神科グループと交流を行ったり，老人ホームの訪問も行った。いわば，コミュニティ音楽療法をめざして，地域の人々とのふれあいを大切にしたいと考えている。

発表する曲はいつも5，6曲で，演歌合唱，ポップス合唱，英語曲の合唱（ここのデイケアには英語クラブもあって英語熱が高い），ポップスによる合奏，ベル合奏の順になっており，自分たちの演奏したい曲を出し合って曲目を決める。選曲はメンバー全員で自主的に行うようにしてもらっているが，なかなか曲が決まらないことが多く，もめに，もめることもある。

そんなときは音楽療法士が曲の感じから，アドバイスを行っている。決めた曲を3か月間，猛練習（メンバーは猛練習をしたという）をして発表する。人前での発表では非常に緊張する人が多いが，達成感は大きいように観察される。写真は，真剣にベル合奏に取り組んでいる発表会での様子である（図18）。

閉鎖，開放病棟での音楽療法は，前述の「援助的，活動志向の音楽療法」を行っていたが，最近では，閉鎖病棟では個別セッションを行っている。主治医から依頼された患者のアセスメントを行い，音楽適応を見てセッションを行っている。その際，前述の「認知行動療法的アプローチ」を使うことが多い。

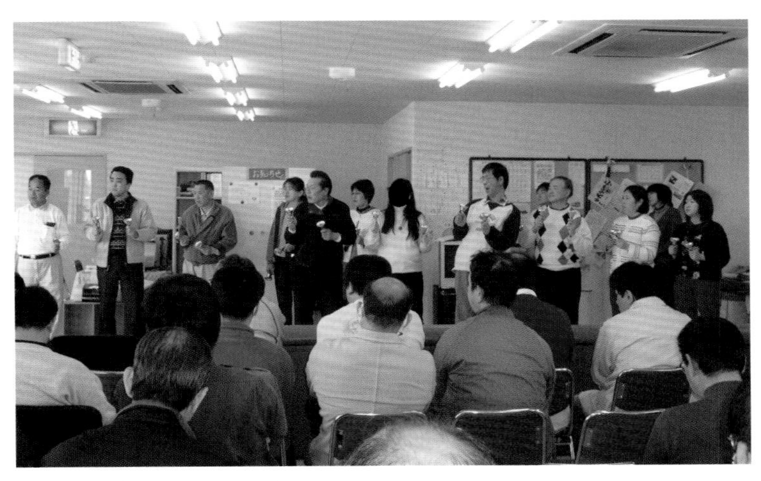

図18 精神科での発表会の様子

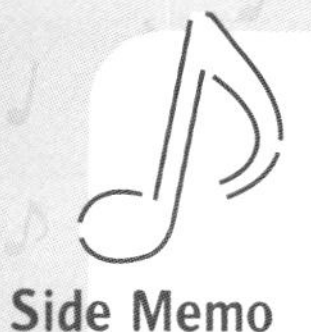

北帰行❷　―3拍子と4拍子―

葬式でトーンチャイムを演奏する際に,「北帰行」は譜面では3拍子だったように思われたが(**図1**),ふっと何拍子なのかわからなくなった。父は手を上下に振り1拍ずつ拍子を取りながら歌っていたから,著者は4拍子のようにも捉えていた(**図2**)。父と一緒に歌うとき,歌詞「ぬれて」の「て」の部分をたしか2分音符で歌った。父はそこを3拍伸ばして歌っていたように思う(「あれ1拍長いな」と思ったことがあったから)。また,著者に合わせて2拍で歌ってくれたようにも思う。父は2拍でも,3拍でもどちらでもいいように歌っていた。

「籠の鳥」も3拍子の曲だが(**図3**),高齢者のかなりの人がこの曲に休符を入れて4拍子にして歌っている(**図4**)。また,「星影のワルツ」のように,3拍子の曲でも2拍子で手拍子をとっていることが多い。日本人はやはり3拍子が不得意な民族なのであろうか。

そもそも拍子とは,標準音楽辞典によると,「音楽的時間を構成する基本的な単位のことで,一定数の拍をその内容とし,それらの拍は同等ではなく,より重要であると知覚させる因子を何らかの形(普通アクセント)で与えられている拍があるために,この拍子を認識し得る。小節と一致するのが通常であり,リズム活動の骨格をなすものである」と書かれている。

拍子は楽曲に一つの性格を与えるものであるが,書かれている拍子と実際に聞こえる拍子は同じであるとは限らない。現代では仮に一定の拍子が守られることはあっても,視覚的便宜のための機能にすぎないこともある。民謡や馬子唄などでは拍子がはっきりせず,どこで切れるのか,どのくらい伸ばすのかよくわからないものも多く,西洋譜に表したときに便宜上,拍子記号がつけられていることがある。

演歌の中には, 3拍子と4拍子が混ざっているものがある。『王将』は3拍子の曲だが,最後の「おいらの意気地」というところは4拍子である。また,『みちづれ』も「決めた,決めた,お前と道連れに」のところはわざわざ4拍子になっている。ここの部分は3拍子でもよさそうなものなのだが,「決めた」を強調したいからなのであろうか。

美空ひばりが歌う『お前に惚れた』も「お前に惚れた」の肝心な部分は最初1拍休符にしておいて「お前に惚れた」と4拍子になっている。「決めた」とか「惚れた」とか大事な部分は4拍子にするのであろうか。それとも作曲する際,歌詞に合わせた旋律が先にでき,記譜するとこのようになったので

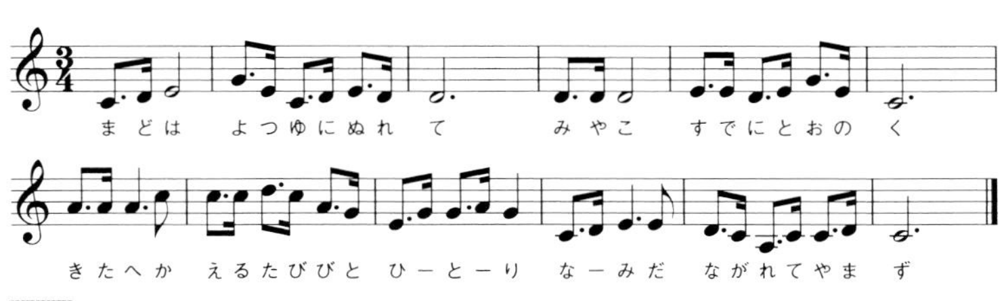

図１ 北帰行

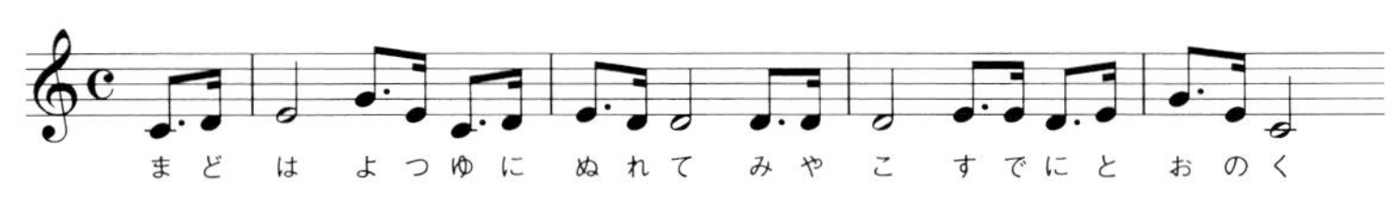

図２ 北帰行（４拍子）

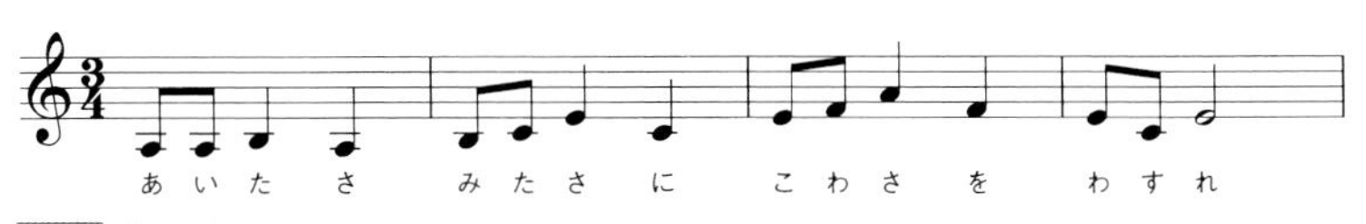

図３ 籠の鳥

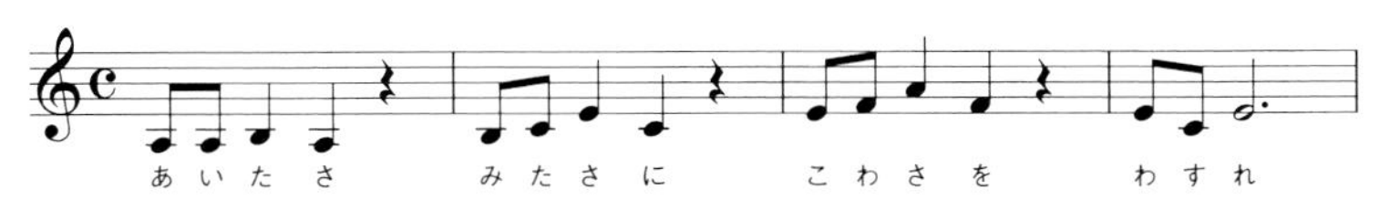

図４ 籠の鳥（休みを入れて４拍子で歌う）

あろうか。

これらの歌を歌うとき，高齢者は拍子を意識せず難なく上手に歌う。著者は西洋音楽教育を施されたお陰で，３拍子は３で，４拍子は４でと意識しないと歌えないのである。

日本人独特の「リズム感」というものは一体どのように形成されているのだろうか。小島[68]は，「リズム感は歴史的に長い間どんな体の使い方をしてきたかで決まる」とし，「日本人は韓国，朝鮮民族と違い，２拍子系の音楽が圧倒的に多い。それは，水田稲作農耕民という歴史的背景があり，その結果，静的なリズム感が形づくられてきたからである」としている。たしかに，日本人は立ち居振舞いに神経をつかい，それを洗練させ，能や日本舞踊のような芸能や静かな２拍子系の音楽を作ってきた。

『北帰行』の「窓は～」の付点８分音符と16分音符の組み合わせは鋭くなく，３連符のように歌っている。これは軍歌を歌うときも同様で，憂いを含んだようにゆっくり３連符で歌うのである。『戦友』はゆっくりした２拍子の典型である。

世界にはさまざまなリズムがあり，さまざまな環境，文化から生まれたリズムがあるのである。

chapter 7 医療現場での音楽療法

前述のように，わが国においても，医療現場での音楽療法が少しずつ行われるようになってきている。医療現場での音楽療法の対象者については，3章3（p. 10）ですでに述べた。

ここでは，医療現場での音楽療法の効果として，1）不安ストレス軽減効果と，2）疼痛緩和効果を取り挙げる。次に，ホスピス・緩和ケアでの音楽療法と，その効果について述べていきたい。

1 薬物療法と心理社会療法

1）不安，ストレスに関する効果

患者は入院生活や治療に伴ってさまざまな緊張や不安を体験する。不安，ストレスに対する音楽療法の効果研究は1980年代から行われていた。Updike[69)]は形成手術待機中の患者10人に対して30分間音楽を聴かせ，その前後で，心拍数や血圧，動脈圧などを測定した。結果は血圧，心拍数などが音楽療法後は有意に減少し，感情的にも安定していた。

Guzztetta[70)]は，心筋梗塞と診断された集中管理病棟患者80人をリラクセーション群，音楽療法群，コントロール群の3群に分け，前2群は20分間のセッションを3回2日間行い比較した。音楽療法群は体温が上がり，心拍が穏やかになり，心血管系の合併症が少なかった。また，Miluk-Kolasaらは唾液中のコルチゾールを使って，術前患者34人とコントロール群10人で音楽療法の効果を測定している。結果は音楽療法を受けなかった群は受けた群に比べてコルチゾールの減少が遅かったということである[71]。

永田[72]は，73人の被験者に，彼らの「好きな音楽を，好きな音質で，好きなボリュームで」聴かせたところ，収縮期血圧が高いグループ（収縮期血圧が140mmHg以上）は，音楽聴取後，収縮期血圧が下降し，収縮期血圧が低いグループ（収縮期血圧が120mmHg以下）は収縮期血圧が上昇するという結果を得た。これはまさに，収縮期血圧値を適正値に近づける生体の向ホメオスタシス反応であり，音楽のリラクセーション効果であると結論づけている。

この向ホメオスタシス反応は著者らが行った「認知症高齢者に対する音楽療法の長期効果」[73]の研究においても示された。高齢者のセッションで使われたのも「なじみの歌」であり，音楽療法の材料とは，まさに対象者の「なじみの音楽」，「好きな音楽」といえる。

2）疼痛緩和効果

痛みは複雑な現象である。精神的なものにも影響される。音楽を痛みの知覚減少のために用いる方法として，Davisら[74]は以下の五つを挙げている。

（1）気を紛らわすための積極的な刺激として
（2）リラクセーション反応を引き起こすものとして
（3）痛みを覆い隠すものとして
（4）情報の伝達手段として
（5）快感を与える環境刺激として

（1）の気を紛らわすための積極的な刺激とは，患者の興味と関心を惹きつけるもの（患者の好きな音楽）と，痛みをもたらす苦痛や，医学的処置（手術，検査，歯科治療など）による不快な感覚とを拮抗させ，患者の注意をそらせる方法である。（2）は事前に音楽とリラクセーション法の組み合わせを時間をかけて練習しておく必要がある。慢性的な疼痛のある患者に用いられている。（3）の痛みを覆い隠すものとは，手術用具による雑音や，他の患者のうめき声などを音楽で覆い隠すという意味である。（4）の情報伝達手段とは，入院中の児童などに対して，これから行われる手術や登場人物（医者や看護師）について歌でわかりやすく説明するなどがこれにあたる。（5）の環境刺激とは，病室の無機的で，孤独で冷ややかな環境が，音楽であたたかく，親しみやすいものに変わる，また，自分の身体がコントロールできないようなチューブでつながった患者も音楽だけは自由になる，つまり患者自身が環境をコントロールし，自分に馴染んだ環境を持ち込むことができるという意味である。

音楽療法は痛みの軽減に関しては得意分野である。昔から「痛みのゲートコントロール理論[75]」を用いて，音楽による痛みの軽減理由を説明してきた。その理論では痛みの原因となる刺激は神経末端で発生するが，実際に痛みを感知し分析するのは大脳中枢である。

神経系のゲートはさまざまな刺激の総量によって調節され，例えば①不快な刺激の総量（痛みがあればあるほど痛みの刺激は活発化する），②他の末梢神経が感じる刺激の総量（音楽やマッサージなどの競合刺激），③大脳より伝わってくる情報（不安など）によって，痛みの大脳中枢への伝わり方が異なってくるというものである[76]。

医療技術や薬学が驚くべき進歩を遂げた昨今でも痛みや不安の軽減に音楽が用いられている。音楽介入は非薬学的介入として痛みや不安を緩和したというエビデンスも多い。疼痛緩和効果について，外科手術後の痛みに対する音楽療法効果から述べていきたい[77]。

❶外科手術後の痛みに対する効果

Jafariら[78]は心臓手術を受けた60人の患者を無作為に音楽療法あり・なしの二つのグループ（各30人）に分けて，音楽ありのグループには患者の好きな音楽を30分間ヘッドホンで聴取させた。痛みは音楽介入前，介入直後，介入30分後，介入1時間後にNumerical Rating Scale（NRS）を用い測定された。音楽ありグループは介入直後，30分後，1時間後共に有意に（$p=0.0001$）痛みが軽減した。

またBauer[79]らも心臓外科手術後の痛みについて言及している。彼らは100人の心臓血管外科手術後の患者を無作為に音楽療法群（MT群49人）と非音楽療法群（非MT群51人）に分け，MT群には手術後の標準ケアを20分間と手術後2日間2回の音楽療法を，非MT群には手術後標準ケア20分間と2日間2回の静かな休息を提供した。痛み，不安，満足度，リラクセーション度がvisual analog scaleで測定されたが，MT群は2日目の2回目のセッションで非MT群と比べて痛みが有意に減少した（p=0.001）。MT群は不安も減少し，満足度も増加したが非MT群と有意な差はなかった。

Nilson[80]は心臓冠状動脈の脈管撮影時の不安に対する音楽介入の効果について，鎮静的な音楽は，音楽なしのグループより有意に不安が少なかったと述べている。

外科手術後の音楽介入の効果に関しては，心臓疾患ばかりではなく，乳房切除術後についてもエビデンスがあり[81, 82]，痛みに関する音楽介入の効果が検証されている。Liら[83]は，乳房切除術を受けた120人の乳がん患者を無作為に音楽あり・なしの2つグループに分け，音楽の痛みに対する効果を検討した。指標はPain Rating Index（PRI-total）などで，ベースラインと術後3回のPOSTテスト値を測定した。

音楽ありのグループは，なしのグループと比較して3回とも有意に痛みの値が低かったことから，Liらは乳房切除を行った乳がん患者の痛みに関しての音楽療法の長期効果についても有効であると述べている。また，手術後ばかりでなく手術前にも音楽介入することによって，不安や痛みが減少した無作為統制での研究もある。

❷慢性疼痛に対する効果

慢性疼痛に対する音楽療法効果に関しては[84]，繊維筋痛症に対する音楽療法効果から述べていきたい。

繊維筋痛症（fibromyalsia；FM）は激しい疼痛が起こる疾患であり，全身または広範囲が痛んだり，ある部分だけが痛む筋骨格系慢性疼痛の代表的な疾患である。発症メカニズムは未だ解明されていないが，患者の多くに発症時期に一致して身体的外傷や過重な負荷がかかったエピソードが認められる[85]。また，音楽で痛みや他の徴候を管理することも導入されている[86]。

Onieva-Zafraらは繊維筋痛症の60人を無作為に音楽群とコントロール群に分け，音楽群には連続して4週間，1日に1回音楽を聴いてもらった。痛みはMcGill Pain Questionnaire，うつ度はBeck inventoryで測定し，100mmの視覚アナログスケールでも痛みとうつ度を測定した。音楽群はコントロール群と比べて4週目に有意に痛みが下がった。コントロール群では痛みに差が見られなかった。Onieva-Zafraらは，まとめとして音楽療法を看護に加える重要性と患者自身が痛みを減じるためのセルフマネージメントとして音楽を使う重要性を述べている。

また90人の繊維筋痛症の患者にGIM（音楽によるイメージ誘導法：Guided Imagery and Music）を施行し有意に痛みが減少したという報告がある[87]。GIMはクラシック音楽を聴きながら，クライエントが無意識領域においてイメージの旅をするというもので，音楽療法士はその旅のガイド役となる。ここでは音楽を聴きながらイメージを絵に描いてもらった。

Guétinら[88]は繊維筋痛症や炎症性，神経性の腰椎疼痛を持つ患者87人を，普通のケアにプラスして音楽を聴く音楽群（44人）と普通のケアのみを受けるコントロール群（43人）に無作為に分けた。音楽群には入院期間の10日間毎日少なくとも2回音楽を聴いてもらい，同じ音楽プログラムをインストールしたプレーヤーを用い，退院後も家で音楽を聴き続けてもらった。痛みと不安度，精神安定剤の総量が2群で比較されたが，音楽ありの群はなしの群に比べて，60日目に痛み，不安度，精神安定剤の総量が有意に減少した。

高齢者の慢性関節炎疼痛に対する音楽療法の効果も顕著である[89]。慢性関節炎による痛みを持つ高齢者66人を無作為に音楽群とコントロール群に分け，McGill Pain Questionnaireの短縮版を用い痛みを測定した。痛みは14日間の1日目，7日目，14日目に測定し，音楽群には毎日20分間音楽を座って聴いてもらい，コントロール群には毎日20分間静寂を保って座ってもらった。音楽群は1日目，7日目，14日目ともコントロール群に比べて痛みが有意に軽減していた。

dos Santosらは無作為抽出の12の論文のレビューを行って，関節炎患者への介入に関して，音楽療法の有効性を示している[90]。またSkingleyらも16の論文をレビューして高齢者に関する音楽の効果，特に歌を歌うことが認知症の高齢者や関節炎の痛み，手術後の錯乱に対して効果があることを報告している[91]。

背中の慢性痛や慢性頭痛に対しても音楽療法効果があること[92, 93]なども報告されている。

Matsotaら[94]は麻酔，鎮痛としての音楽の使い方に関してレビュー研究を行い，音楽は異なるさまざまな分野で鎮痛効果があり，麻酔，鎮痛のための重要なテーマであると述べている。

手術前の音楽使用は不安やストレス，恐れを減じるために行われている。手術中の痛みに対する音楽の効果は，その対象が大人なのか子どもなのか，痛みが全身なのか部分なのか，また手術の方法によっても異なっており，議論のあるところではある。手術後の痛みの管理や麻酔後のケア，集中ケアにおいては，音楽は痛みや不安やストレスを減じる補助的な方法となりうる。音楽はマイルドな精神安定剤であり，不安緩解剤となる。痛みが猛烈に強い場合はあまり効果は得られないが，音楽はローコストであり，管理もしやすく，副作用もないため，手術前後のストレス緩和や慢性疼痛の管理に，補完代替医療として役立つと結論づけている。

音楽を有効な代替・補完医療としてどのように使うのか，リラクセーションを伴うセラピューティックタッチなどとともに，どのように看護教育の中に取り入れていくのか，そして日常の痛みのセルフコントロール法としてどのように音楽使用を普及させていくのかが当面の課題である。もちろんRCTなどを使いエビデンスを出し続け，エビデンスレベルを上げる必要もあろう。

しかし音楽は手軽に誰でも使える道具である。ほとんど副作用もない。ローコストである。もっと多くの患者に音楽が使われるべきである。

慢性疼痛は「治療を要すると期待される時間の枠組みを超えて持続する痛み，あるいは進行性の非がん性疾患に関連する痛み[95]」とされている。急性痛は身体への障害の警告としての意味があるが，慢性疼痛は意味がなくなった後も続く。慢性疼痛の病態は極めて複雑であり，心理的要因や社会的要因が関与するため治療が難渋することも多いといわれる。薬物療法のみではなく非薬物療法も加えて統合的に，全人的に治療に当たらなければならない。痛みが慢性化しないように痛みの早期遮断をめざし，なじみの音楽を聴くことを痛みのセルフコントロールに使ってもらいたい。音楽は他の療法とも結びついて，音楽がカウンセリングの扉もスムーズに開けてくれるし，音楽で楽に運動もできるのである。

音楽による痛みの調節メカニズムは未だほとんど知られていない。痛みに関連したモルヒネ受容体ペプチドであるエンドルフィン産生ニューロンは視床下部の弓状核周辺に分布しているが，鎮静作用があるといわれているエンドルフィンが，情動，記憶，学習などにも関連していることから，音楽により分泌される可能性も高い。

Hauckら[96]によれば，患者は好みの音楽を聴取することで痛みが減じられるとともに，高次認知機能を反映するとされるガンマ帯域活動も減じられ，それは痛みの刺激から患者が注意をそらしたことを意味するという。

とにもかくにも，もっと多くの患者に痛みをコントロールする方法として，補完代替医療として，音楽療法を使うべきである。音楽を使用することで鎮痛剤の量が減じられる。音楽は安全なうえにローコストであり，患者のルーチンケアの中にたやすく組み入れることができる。WHOも痛みのマネージメントにオピオイドの使用から始めるが，早い時期からの補助セラピーの使用を薦めている。

② 緩和ケアでの音楽療法

1）緩和ケアの概念

1950年代は「ターミナルケア（Terminal care）」，60年代は「ホスピスケア（Hospice care）」，70年代は「パリアティブケア（Palliative care）」，90年代は「エンドオブライフケア（End-of-Life care）」と，呼称が変遷しているが，WHOでは「緩和ケアとは，生命を脅かす疾患による問題に直面している患者とその家族に対して，痛みやその他の身体的問題，心理・社会的問題，スピリチュアル（Spiritual）な問題を早期に発見し，的確なアセスメントと対処を行うことによって，苦しみを予防し和らげることでQOLを改善するアプローチである」と定義している[97]。

2）緩和ケアでの音楽療法

❶音楽療法の意味

1988年，近代ホスピスの母といわれるD・C・Saunders[98]は，末期患者の苦痛を，身体的・心理的・社会的・スピリチュアルな痛みと4要素からなる「全人的苦痛（Total pain）」として捉えるとし，医療上のニーズに加えて心理的，精神的問題に目を向ける必要があることを強調した。ここに音楽療法実践の意味がある。Bunt[99]は，音楽療法は患者の身体的，知的，社会的，感情的ウェルビーイング（Well-Being）を支え，促進すると述べている。Well-Beingとは「良い在りかた」であり，まさに緩和ケアが目指すものである。また，身体面のみに囚われがちだが，音楽を媒介としてその人の奥にある健康な部分にふれることも大切なことである。Salmonの言葉[100]を借りると，音楽療法が器になり，患者は安全にサイコスピリチュアル（psycho spiritual）な気づきの領域に入ることができる。そして患者が自分にとって心理的，精神的に重要なものに繋がるプロセスを押し進め，それによって苦しみの経験を意味ある経験に変容させることができるのである。まさに音楽療法はこの領域に適している。

❷音楽療法の目的

a．身体的側面

音楽療法によって痛みの緩和を図ることができる。痛みにとらわれている患者に音楽を提供し，音楽に集中することによって痛みの感覚を軽減することができる〔「痛みのゲートコントロール理論」(p.73) 参照〕。

しかしながら，痛みの尺度は非常に主観的なものであるため，音楽療法士は痛みの程度や心理状況に合わせて，患者が心地よいと感ずる音楽を用意しなければならない。痛みとは単純に生理的なものだけでなく，情緒的，知的な要素が痛みの内容に影響しているからである。

b．心理的・社会的側面

著者らは，唾液中コルチゾールを指標に40分間の音楽療法後，10人のクライエントのストレスが有意に減少し，フレッシュな気分になったことを報告した[102)]。音楽には，人間の深い感情を誘発する力，過去の大切な経験を再体験させる力がある。会話ができない患者や内面を表出することをためらう患者でも，「音楽」という共通のフィールドの中でお互いに相手を認め合い，音楽療法士や他の人との信頼関係を構築することを容易にする。また，患者自らも，自己の内面と対話をし，自己洞察を深めることも可能にする。そして，音楽療法は病棟での生活環境を日常生活に近い状態にする場としても有効である[102)]。

c．スピリチュアル（Spritual）な側面

音楽の非言語コミュニケーション（non-verbal communication）の特性が発揮される。音楽療法士は音楽を媒介として，その対象者の生涯に意味をもたらすものを模索し，そのスピリチュアルな痛みを支持，傾聴，共感，時には明確化することを目指す。それは患者自身で取り組まなければならないことであるが，それが可能な環境を提供するのが音楽療法士の役割ではないかと考える。

E・Kübler-Rossが発表した終末期での5つの段階（否認と孤立，怒り，取引き，抑うつ，受容）はよく知られているが[103]，受容と何かは明確に述べるのは難しい。ただ，音楽は死を超越した永遠性への希望を示唆することもできると考えている。

③ ホスピス，緩和ケアでの音楽療法の効果

最初に「がん患者の心理的および身体的転帰を改善するための音楽介入」という題名のコクランレビューを紹介する[104]。これは2016年8月に発表されたもので，52件の試験，3,731人の参加者が含まれている。訓練を受けた音楽療法士が行う音楽療法と医療スタッフが提供する録音音楽を聴く医学的ケアを標準治療またはプラセボと比較している。結論として，音楽介入はがん患者の不安，疼痛，疲労，QOLに有益な効果をもたらす可能性があるとした。さらに，音楽は心拍数，呼吸数，血圧にもわずかに効果があるかもしれない。不安，疲労，疼痛は，健康や総合的なQOLに影響するため，それらを和らげることはがん患者にとって重要な意味を持つ。このため，音楽療法や音楽による医学的介入を心理社会学的がんケアに加えることを検討するよう推奨するとしている。

次にPubMedでは「Palliative care」「music therapy」で検索した。

Gaoらによる2019年に発表された「末期がん患者に対する音楽療法の有効性：メタ分析と統計的レビュー」には，969人の参加者を対象とした11件のランダム化比較試験が含まれており，これらの研究の質は中度から高度であった。メタ分析の結果は，音楽療法は一般的ケアと比較して，痛みを軽減し（$p<0.00001$），生活の質を改善した（$p<0.00001$）。さらに，不安，うつ，感情機能にも改善が見られたが，身体症状，倦怠感，社会的機能には有意差が見られなかったとしている[105]。

2015年の「緩和ケアにおける音楽療法」では84人の入院患者で

ランダム化比較試験が実施された。音楽療法介入群ではライブ音楽ベースのリラクセーションエキソサイズを行い，対照群では口頭でのリラクセーション運動に耳を傾けた。結果は音楽療法群ではリラクセーション（$p<0.001$）と幸福（$p<0.01$）が対照群より効果的であった。ここでは痛みの軽減に関しては有意な差はなかった[106)]。

2013年のGutgsellらのランダム化比較試験では，200人の入院患者を標準治療のみのグループ（定期的な鎮痛薬を含む医療および看護）と音楽療法をプラスした標準治療のグループに分けている。音楽療法の内容は音楽療法士が指導する自律的リラクセーションと生演奏である。結果は，音楽療法群では，数値評価尺度の疼痛スコアに有意な減少が見られ（$p<0.0001$），音楽療法士による自己誘導緩和ライブ音楽は緩和ケア患者の痛みを和らげるのに効果的であったとしている[107)]。

またPérez-Eizaguirreらは，「緩和ケアにおける音楽療法の介入：系統的レビュー」で，音楽療法介入は，セッションを実行する際，患者の好みが基本であるとした[108)]。Gallagherらも，音楽療法のポジティブな効果として，痛み，不安，うつ，息切れ，気分，表情，および発声スコアの有意な改善が認められたが，症状を改善する上で最も効果的な介入は声と感情の二つであったと述べている[109)]。

この声と感情に関して，著者が行った「消化器がん患者に対する音楽療法効果の検討」[110)]においても，無作作為に選ばれた音楽療法群の患者には手術前と手術後2回の音楽療法を実施した。音楽療法では，患者は「なじみの歌」を歌いながら熱く回想を語り，手術後においても同歌の聴取も可能であったが，痛みを押してでも歌うこと選択した。音楽療法群は統制群と比べて状態不安尺度が有意に低く（$p<0.01$），痛みも減少した（$p<0.001$）。このように音楽療法の材料は患者の「なじみの歌」，好きな歌で，「声と感情」が重要な要素であると考えられる。

さらにPengらも，ライブ音楽セッションの介入前後で，エドモント症状尺度使用により行った評価で，幸福感が増加し，痛み，不安，吐き気，息切れ，うつが大幅に減少した。また，オピオイドの使用量が減少する傾向にあったとした。さらに音楽経験の個人的物語は精神性，快適さ，リラクセーション，脱出，熟考であったとしている[111]。

他に，がんに苦しむ患者を対象とした質的研究も見られた。そこでは音楽介入によって，前向きでポジティブな感情と遭遇するかもしれない困難さとを比較検討することとなったとしており，その困難さとは変化した状態への言及，自律性喪失への言及，必要な努力の感覚，倦怠感，適応期間，人生の終わり，死への言及，曲選びの難しさであるとした。音楽はケアプロセスに挿入句を入れ，ケア病棟に喜びと幸福をもたらすとしている[112]。

④ ホスピス，緩和ケアでの音楽療法の実際

ここでは，ホスピス，緩和ケアでのグループセッションと個別セッションの実際を，動画を踏まえて紹介していく。

- **グループセッション**：車いすやベッドに仰臥の方も参加するため，医療者の協力がなければ成立しない。基本的に選曲はリクエストを中心とするが，季節や行事の歌なども加味する。しかし患者の反応をみながら音楽の扱いを瞬時に変化させていくことが必要であり，現場での「今，ここ」を大切にしている〔参考動画1 (p.113)〕。
- **個人セッション**：カンファレンス時に対象者についてのアセスメントを行い，プログラムなど，打ち合わせをチームで行う。しかし事前の計画通りにはいかないことが多く，患者のその時のニーズに合わせ，臨機応変に対処していく。「集団は嫌，部屋に入られるのも嫌，でも音楽は聴きたい」ということで，部屋の前の廊下で希望の曲を提供する場合や，病室を訪れても「音楽はいらない」と言われ，ただ，黙って手をさすりながらそばにいることもある。筆者は，音が鳴らない沈黙の時間，それも「やさしい音楽」と考

えている。

・実践の流れ

実践の流れとしては「音楽療法の作業手順」(p.9) にもあるように，①事前に対象患者の病歴，身体・精神状態，難聴の有無，社会・家族背景，キーパーソン，音楽の親和性などの情報を確認（アセスメント）し，②目標設定，③実践計画，④実践介入，⑤記録，⑥評価する。さらに，⑦記録を基にして医療側と情報を共有し振り返りを行う。

・音楽療法の実際

ここでは個別セッションの実際を2例紹介する。

A）76歳男性，肺がんA氏のセッション

A氏は週1回の集団セッションに6か月間休まず参加した。オカリナが趣味であった。肺がんであるため演奏リスクは高かったが，病棟内で1曲だけの発表会を企画した。彼が選んだ曲は『ローレライ』。筆者はできるだけ短い曲にしたかったが本人は譲らず，この曲となった。終末期，時間と共に自己選択の幅は狭まる。しかし，A氏は曲目を自己決定し達成感を得た。そのことで，A氏の自尊感情が深まったのではないか。発表会当日，疎遠だった家族を招待した。A氏は発熱があったが最後まで演奏し，家族との関係再構築もできた。音楽療法が心理的・社会的サポートとなった一例である〔参考動画2 (p.113)〕。

B）78歳女性，子宮がんから多臓器転移のB氏

病室にはお気に入りの絵画を飾っていた。美術に詳しく，音楽に関しても意見をはっきりと話した。約3か月の集団セッションの後，病室での個人セッションを行った。しかしベッドのまま集団セッションに参加するようになった。『恋人よ。いつも一緒に』という曲をリクエストし，夫の手をとりながら聴いていた。B氏はリクエスト曲をもって自分の気持ちを夫に伝えていたようだった。B氏と夫は，夫婦の絆を再確認したのではなかろうか。病室にゴーギャンの絵『我々はどこから来たのか　我々は何者か　我々はどこへ行くのか』を飾った時，夫はB氏の死への受容を感じ取り，『アメージンググレイス』を選曲し，永遠への祈りを伝えた。

没後，高齢のB氏の母親が，娘の死を受け止められず，心身共に不調となっていることを知り，グリーフワークの一助として，この時のB氏の様子がわかる動画を提供した。母親は「この動画の中で，Bは生きている！」と話し，回復した〔参考動画3（p.113）〕。

ホスピス・緩和ケアにおける音楽療法は，死を目前にした最終段階においても，生活・人生の質の改善を可能にすることができる。しかし，死の受容を促進するために音楽療法を行うわけではない。人は，精一杯生きたという充実感を持ち得た時，悲しみつつも生を手放す勇気をもつのではないか。日野原[113]は，「音楽療法は痛みをとるだけでなく，別れの不安や恐れから人の魂を解放する意味で高く評価されて良い。音楽はこの世を去る者と見送る者の共通の祈りであるとも考えられる」と述べている。

音楽療法士に求められるものは，傾聴能力，洞察力・観察力，複雑な人間関係に必要な感受性，共感性，沈着な行動など，総合的な人間力である。しかし，一番大切なのは「死を知らない」という謙虚さと，自分なりの死生観をもつことではなかろうか。

⑤ ALSと音楽療法

緩和ケアは，がんのみならず，神経難病や他疾病も含めた死に直面している人すべてに対して拡大されることが望ましい。非がんの緩和ケアの代表としてALSについて述べる。

1）筋萎縮側索硬化症 amyotrophic lateral sclerosis (ALS)

運動神経細胞の変性により四肢麻痺，球麻痺（構音障害・嚥下障害），呼吸筋麻痺をきたす進行性の原因不明の難病である。病勢の進展は比較的速く，人工呼吸器（TPPV）を用いなければ通常は3〜5年で死に至ることが多い[114]。しかし，知覚神経や意識レベルは衰退しないため，患者の身体的のみならず，精神的・心理的苦痛は想像に難くない。また，医療システムとして長期入院が不可能であり，在宅看護における家族の負担も大きい。その病質上，初期段階の告知とともに緩和ケアの対応が求められる[115]。また，長期にわたり難病とともに生きることの葛藤や希望の喪失など医療的キュアではカバーしきれないことも多い。

ALSはその段階に応じて症状や対処法は異なる。すなわち，病名告知直後，症状進行期，気管切開・TPPV装着の選択期，長期療養期，終末期と，いずれのステージでも音楽療法の適用とはなるが，実践者には患者の置かれているステージの理解，及び体調や精神状態についての洞察力が求められる。

2）音楽療法の目的

中島[116]は，「神経難病ケアにおける音楽療法の目的は大きく分けると，機能回復訓練の強化及び患者の心の中のスピリチュアルな領域における賦活である」と述べている。また美原[117]は，「神経難病に対する音楽療法は患者の心理状態と免疫機能を改善させ，緩和ケアのひとつとして有用である」と述べている。近藤[118]は「ALS患者におけるQOLは，身体的・社会的・精神的のほかにスピリチュアルな面を重視するべきだ」と述べ，それが患者にとって最高のQOLと考えられ，究極の目標ではないかと指摘している。

3）先行研究

Bradtら[119]は，213人の対象を含む6つの論文について検討した結果，TPPV装着患者に音楽を聴かせることで血圧と酸素飽和度には変化がなかったが，心拍数，呼吸数，不安状態改善に良い効果があったと報告している。しかし，これらは全て録音された音楽であり訓練された音楽療法士によるライブではない。Forrest[120]は，

ALS患者に対する音楽療法は，理学療法などの従来からある介入方法と協力することで，身体症状と心理・社会的・感情的なニーズに対処する上で有効であるとしている。なお，この対象者はTPPV装着患者ではない。音楽療法の先進地である欧米においても，TPPV装着者に対する音楽療法はまだ確立されておらず，報告もない。欧米では長期療養する患者が少ないためでもあり，患者の多いわが国でこそ進めていくべきテーマであると考えている。

近藤[121]は2007年から2011年にかけて，訪問音楽療法プロジェクトを関西と関東で実施し，51名のALS患者宅に79名の音楽療法士を派遣した。その結果，在宅ALS患者に対する音楽療法の効果として，①回想によるライフレビュー，②闘病生活の活力，③様々な感情体験による情動の賦活，④無意識の感情抑制の解放，⑤自尊感情の回復，⑥介護者のストレス軽減を挙げている。

4）音楽療法の実際

ALS患者への在宅訪問音楽療法の実際を紹介する〔参考動画4 (p.113)〕。

・65歳女性，ALSのC氏

夫と二人暮らし。4年前にALSを発症，2年前よりTPPVを装着。四肢動かず発声もできないが，表情筋は若干動く。視線入力のパソコンで，意思疎通は可能。C氏宅にて，キーボードを持参しての音楽療法を行っている。C氏より「死にたい」との意思表示も多い。TPPVも「自分は望まないのに，つけられてしまった。この気持ちはわかるか」とC氏は言う。筆者にはC氏の喪失感は窺うすべもないが，音楽療法が，少しでも病から離れられる「時」，自由な感情を吐露できる「時」の提供になればと願う。共に音楽を楽しむため合奏セッションを行った。そしてチームのメッセージとして「逢えてよかったね」を演奏した。音楽療法士だけではなく，他職種との連携によってこのセッションが成立し，その中心にC氏が存在していることを伝えた〔参考動画4(p.113)〕。

ALS患者がTPPVを選択することへの逡巡は,「寝たきりで人工呼吸器を装着した状態での生に意味があるのか」「生きがいが保てるのか」と思う点が大きい。筆者は,音楽療法により患者が生きがいを保て,療養生活を意味あるものとして捉えなおすことができると考えている[122]。音楽療法が患者の人生の一翼を担うことを期したい。

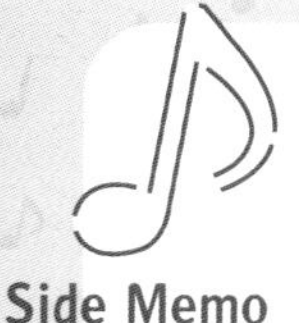

Side Memo

北帰行❸　―ヨナ抜き音階考―

「北帰行」の旋律はp. 69の図 1 からわかるように，F（ファ）とB（シ）がない，いわゆる「ヨナ抜き」の音階からできている。この音階は明治の唱歌教育の成立期に，<東西二洋の音楽を折衷>する方法の一つとして使い始められ，学校唱歌や演歌を始めとする流行歌にこの音階が多く用いられた。ヨナ抜き音階の中心はドレミソラの５音から成る「ヨナ抜き長音階」であるが，大正時代以降，ラシドミファの音列をもつ「ヨナ抜き短音階」も使われるようになった。

「ヨナ抜き長音階」は「律音階（陽音階)」「民謡音階」と音階構成音は同じである（**図 1**）[123]。

「律音階」とは主として雅楽や声明などで使われる音階のことで，小泉文夫の音階論によれば，律のテトラコルド（４度の枠をなす二つの核音と下の核音から長２度上の中間音を一つ）をディスジャンクト（二つのテトラコルドが長２度はなれて上下に接続された状態）にして１オクターブとなった音階である。「民謡音階」も民謡やわらべ歌に使われている音階で日本人のもつ最も基本的な音感覚を表しているとされている。

また，「ヨナ抜き短音階」は「都節音階（陰音階)」と共通した音列をもつが，核音の位置など異なり旋律の性格は異なっている。「都節音階」は近世邦楽に使われる音階とされている（**図２**）。

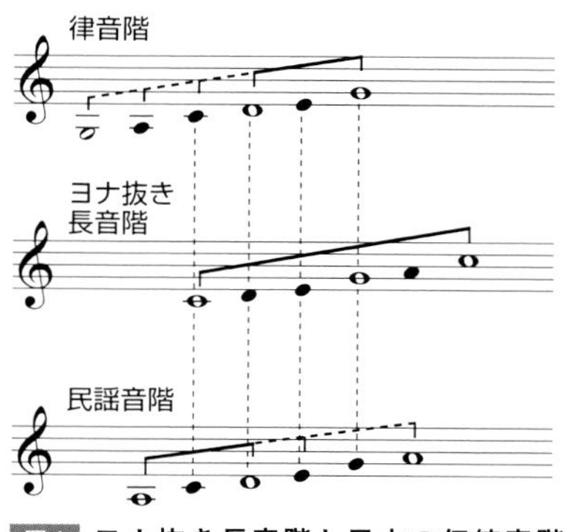

図１ ヨナ抜き長音階と日本の伝統音階

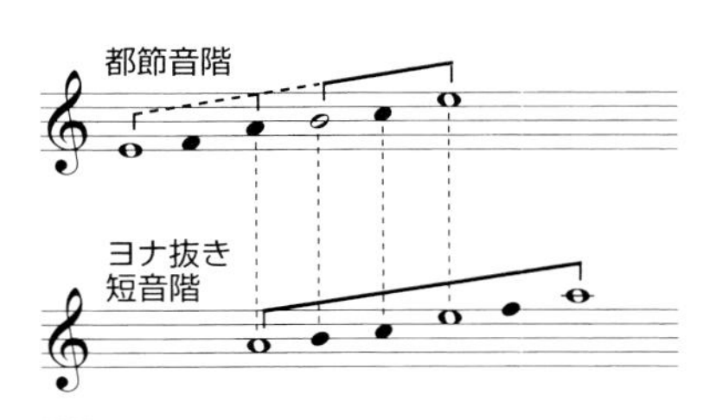

図２ ヨナ抜き短音階と都節

音楽療法ではこのような5音音階（ペンタトニック）を打楽器，声の伴奏として即興でよく使う。三板に合わせて沖縄音階（**図3**）を即興で演奏して踊ったり，障害児の太鼓のセッションに教会旋法のドリア旋法（**図4**）で伴奏したりする。教会旋法は終止音を伴奏の根音にし，音階構成音を旋律にしてランダムに演奏すれば，比較的簡単に即興音楽を楽しむことができる。著者が子どものセッションでよく使う音階は民謡音階，沖縄音階，ドリア旋法，リディア旋法（**図5**）などである。またスペイン風音階（**図6**），ブルース・スケール（**図7**）など使っても子どもたちはノリノリになる。

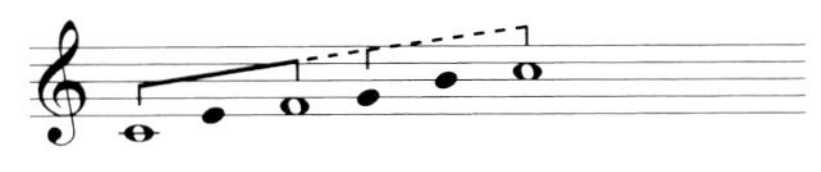

図3 沖縄音階

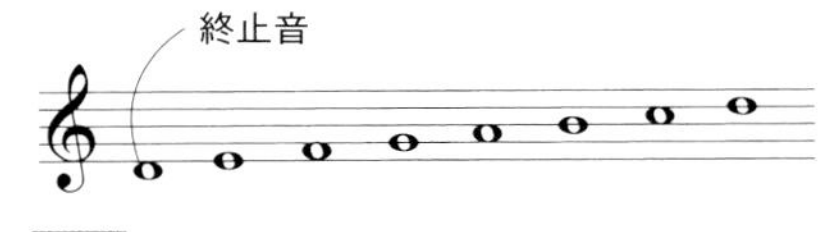

図4 ドリア旋法

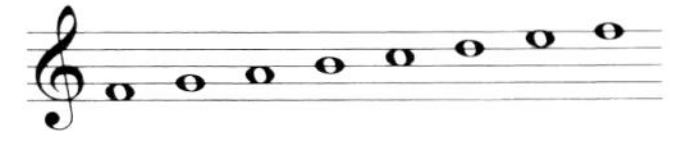

図5 リディア旋法

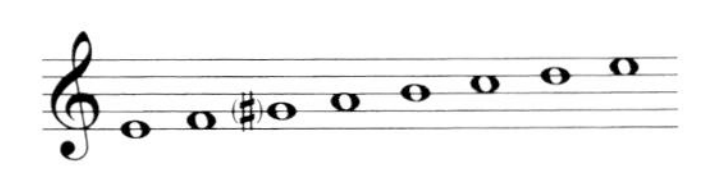

図6 スペイン風音階

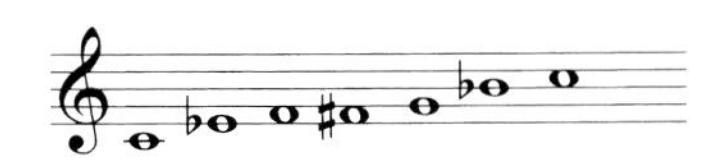

図7 ブルース・スケール

chapter 8 音楽療法における EBM と NBM

エビデンスとは臨床疫学的に得られた人間の集団についての一般的な情報であり，臨床実践において利用すべき役に立つ道具である。しかしエビデンスは確率論的な情報しか与えてくれない。

EBM（Evidence-Based Medicine）とは，系統的な研究や臨床疫学研究などにより適切に利用できるエビデンスと，一人ひとりの臨床における専門的技量を統合するという方法論である。臨床的診断や治療は時として個人の経験や勘，慣習に左右されることがある。これが，独善的にならないような制止力として働くのがエビデンスである。

一方，NBM（Narrative-Based Medicine）は，EBMの科学性の偏重を補完するものとして提唱された。全人的医療の流れを汲み，患者自身の病の体験を理解すること，患者と良好なコミュニケーションを保つことが重視される。それは，患者の語る物語を丸ごと尊重し，医療者がもつ物語と相対化し，双方の物語を擢り合わせる中から，新しい物語が浮かび上がるのを待つこととしてまとめられる。つまり，病気を患者の人生という大きな物語の中で展開する一つの物語であるとみなし，医学的な疾患概念や治療法をあくまでも一つの医療者側の物語として捉える。治療とは両者の物語の擢り合わせから，新たな物語を創出していくプロセスと考えるのである。

音楽療法は基本的にNBMの枠組みでやってきたといえよう。音楽療法士はクライエントと言語および非言語を通してコミュニケーションし，そして，お互いのコミュニケーション反応から新たな物語を作る努力をしてきたつもりである。では，この音楽療法の世界にEBMを取り入れることができるのだろうか？

今までこの本の主旨として，代替医療としての音楽療法確立のため，「音楽療法の効果」（エビデンス）という着眼点で述べてきた。PubMedから検索を行い，それを紹介した。音楽療法にはEBMに耐え得る研究は少なく，一番多かった高齢者領域においてすら50件そこそこしかなかった。しかし，その中で，例えば，久保田[124]のNK細胞が増加したセッションでは，だんだん曲のテンポが速くなっていったことが記述されている。

では，対象者のNK細胞の増加をめざして，自分のセッションでも曲をaccelerando（だんだん速く）していこうかと考えること，これがEBMである。今まで十数年音楽療法をやってきたから何となくわかるという経験も，そこから得られた仮説のいくつかを検証することでエビデンスが形成されていくわけで，本来，経験則に基づく音楽療法もEBMと対立するものではないといえよう。

そして，EBMの時代があったからこそ，NBMの重要性が認識できるようになったともいえる。EBMとNBMは，その背景に，前者が論理実証主義（positivism），後者が社会構成主義（social constructionism）という主義の違いがみられる。

論理実証主義では，唯一の客観的事実の存在を前提として，その客観的事実に関する理論を証明するために仮説を立てて，客観的データによって仮説の正しさを論理的に証明するという方法をとってきた。それに対して，社会構成主義では，唯一の客観的事実の枠組みでは社会的に抑圧された者や少数の者の声を拾うことはできず，さまざまな立場の人で構成されている多元的現実を捉えられないとし，人々の語りや交流から社会現実が生成され，その生成過程を記述し現実を理解するためのモデルを構成することを重視した。この社会構成主義の考え方は質的方法論を生み，質的方法論が生まれたことで，さらに従来の事例研究法が見直されてきている。

著者は，一つの客観的データと自分の臨床を摺り合わせる方向と，事例研究のような自分の臨床から生成されたモデルが普遍性を獲得していく過程は，いわば，それぞれ逆の方向から真実に向かっていこうとすることであると考える。そして，臨床において，真実に迫っていこうという思想の中に，EBMとNBMも内包され得ると考えている。

chapter 9 看護と音楽療法

① 看護師が音楽療法を学ぶ意義

1）看護学生の音楽療法の体験

音楽療法の認知度と体験について，看護学生（93人）に尋ねたところ，聞いたことがあると答えた人は75人（81.0％），体験したことがあると答えた人は3人（3.0％）であったという[125)]。これは限られた対象についての報告であるが，音楽療法を体験したことがないという看護学生は実は多いのではないだろうか。

筆者は以前，看護学生と共に介護老人保健施設で音楽療法を体験したが，学生の大半は音楽療法を体験したことがなかった。施設の入居・利用者は，音楽療法を楽しみにしており，音楽療法士による場のセッティングが始まると，一人また一人と自然に集まって来る。音楽療法が始まると，「この場に参加できて嬉しい」という表情で，挨拶を交わし，大きな声で歌ったり，口ずさんだり，耳を傾けたり，ベルやタンバリンなどの楽器を演奏したり，あるいは少し離れたところから眺めていたりと，それぞれの方法で参加していた。学生は参加者の隣や少し離れたところから，どのような表情か，楽しんでいるか，疲労の様子はないかなど，その言動を見逃がさないように見つめていた。これは音楽療法の一場面にすぎないが，看護学生から見た音楽療法のイメージを持ってもらえればと思う。

2）音楽療法をテーマとする看護研究の動向

「日本の看護研究における音楽療法についての文献検討」[126)]では，

実施内容と効果が明記されている14論文を取り上げている。その研究目的は音楽療法による精神面，身体面，社会面への影響を明らかにすること，対象は急性期から慢性期の身体的疾患を有する患者であった。評価指標は，健康に関する生活の質・痛み・せん妄・うつ・不安・ストレスに関する尺度，行動の観察，脳波や唾液アミラーゼ活性値の変化の把握であり，いずれも何らかの効果を報告していた。

藤巻ら[126]は，そのエビデンスレベルは「専門家の意見」[注1]として分類される記述型研究が多い点を指摘している。また，音楽療法の定義，研究デザインに適した分析手法，音楽療法士との連携，患者の利益への配慮を明らかにする必要性を述べている。

音楽療法の有効性に関する調査研究[127]は，21研究の質を評価している。これらはICD-10[注2]（疾病及び関連保健問題の国際統計分類）に基づき，治療とリハビリの効果を評価指標としており，その対象は精神的な疾患および行動障害，神経系の病気，呼吸器系の病気，内分泌，栄養および代謝性疾患，妊娠・出産・産褥期であった。

Kamiokaらは，音楽療法は統合失調症および重篤な精神障害，パーキンソン病，抑うつ症状，睡眠の質を改善していたが，他の疾患については改善する可能性を否定できないが根拠は十分でないことを報告していた。21研究のいずれにおいても，音楽療法による有害事象はなく，患者に受け入れられていた[127]。

3）看護学生による看護研究

「音楽活動による慢性統合失調症患者の症状改善の可能性―看護実習における事例報告―」[128]は，ゴードンの機能的健康パターン[129]による「睡眠パターンの混乱」を看護上の課題として，音楽を用い

注1）「専門家の意見」
角舘直樹：Evidence-Based Dentistry入門 世界のエビデンスを日々の診療にいかす．永末書店．2015:3
注2）ICD-10（疾病及び関連保健問題の国際統計分類）
厚生労働省：「疾病、障害及び死因の統計分類」とは．https://www.mhlw.go.jp/toukei/sippei/．2021/2/23アクセス

て看護過程を展開している。永井は，情報の整理によって看護目標の達成度を評価し，患者の興味や関心を把握し，その希望を実現できる環境や援助の適切性の評価が重要であると述べている。

「認知症を持つ高齢者に対する音楽療法の効果―ヘンダーソンの理論を用いた検討―」[130]は，ヴァージニア・ヘンダーソンによる「病気はあまりにもしばしば，その被害者から，変化や気分転換，慰安，レクリエーションなどの機会を剥奪する」[131]という一文を引用して研究動機を述べている。

野呂は，看護師と音楽療法士を対象としたインタビューの結果，認知症を持つ高齢者にとっての音楽療法は，ヘンダーソンの基本的看護の構成要素のうち「患者が他者に意思を伝達し，自分の欲求や気持ちを表現するのを助ける」「患者のレクリエーション活動を助ける」「患者が学習するのを助ける」[132]を充足する可能性があるのではないかと述べている。このように，看護学生は，記述的研究としてではあるが，研究疑問の解決策を音楽療法に見出し看護研究として取り組んでいる。

4）ナイチンゲールによる音楽

文部科学省による看護系大学の学修目標を見定めたモデル・コア・カリキュラム[133]は，対象理解に必要な基本的知識として，生活行動と生体機能への理解を求めている。そこには，「外部から五感（視覚・聴覚・触覚・嗅覚・味覚）を通して得られた感情について理解できる」[134]という項目がある。

一方，音楽と感情心理学の観点では，「焦点を合わせた注意をもって患者たちに合わせること，表現されているすべての情動的ニュアンスを聴きとる感覚は，用心深い音楽療法士の仕事には欠くことのできないものである」[135]とある。これらは，モデル・コア・カリキュラムが看護師に求める「五感を通して得られた感覚」と通じるものであろう。

次に示す写真の二人の姿から，どのような心身機能を感じ取ることができるだろう。開口・発声や情緒の表出を司る表情筋や口腔機能，姿勢保持のための骨格筋，発声のための胸郭・横隔膜・腹筋，脈拍・血圧をはじめとする循環動態，認知機能など多くのことが思い浮かぶのではないだろうか。

看護師は，音楽に向かうことに伴う心身機能，醸し出される高揚感や躍動感の表出ともいえる活力，そして響き合う歌声や動きを，その五感を通して感じ取り，対象理解とその看護に活かしていく必要がある。

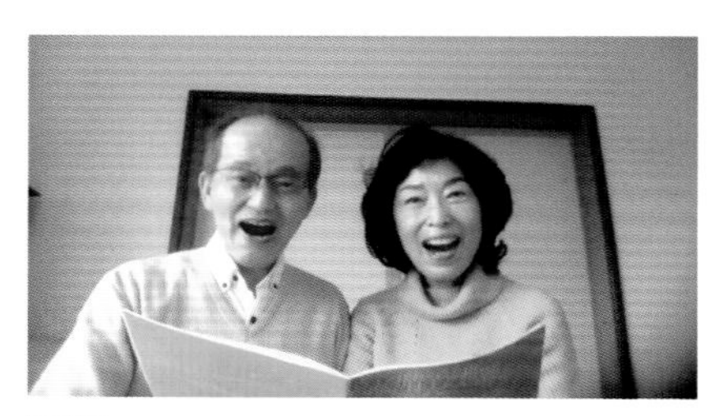

図20 共に歌う

ナイチンゲールは，音楽について次のように述べている。

「もともと活力のある健康な人間にとって，音楽は自然に身に備わっている活力あふれる生命の喜びを味わわせてくれるものです。これに対して活力の衰えている病人にとっては，音楽はまさに喜びを与え，無力感への苛立ちを取り去ってくれる存在なのです。」[136]

この二人の姿とナイチンゲールの言葉を照らし合わせてみるとき，「音楽は人間の営みのひとつとして存在している」[137] ことが理解できる。看護師が音楽療法を学ぶ意義は，ここにあるのではないだろうか。

② 音楽での変化をどのように観察するのか

音楽はさまざまな年代に，さまざまな効果を期待され，看護場面においても代替医療の一つとして活用されている。母性看護学では，胎児期の胎教，小児看護学では自閉症など発達障害児の社会性の獲得や気分の安定化，集中力の向上に，成人看護学では，がん患者の疼痛緩和，老年看護学では，認知症患者のBPSD妨害行動の抑制や不安やうつに関して気分の安定に，意識障害患者においても脳の活性化の効果を期待して使われている。このように音楽は，看護のさまざまな場面，状況に合わせて使われている[126]。

このように音楽を使うにあたり，音楽は看護の根拠となりうるのか，これまでの研究成果を含めて，どのように音楽での変化を観察するのかについて考えていく。

音楽は数値になりにくく，対象の主観に左右されるという不安定な部分があるため，看護研究として発表されている文献の多くは記述式研究が多い。しかし，それではエビデンスとして弱いと言わざるを得ない。そこで，主観的評価に客観的評価を加えて観察することが望まれる。

1）生理的・身体的なレベルへの音楽の影響を観察する客観的指標

耳から入った音楽は，脳へと伝わり，全身に影響を及ぼす。自律神経系に作用して，心拍や血圧が変化し，興奮や鎮静，リラクセーションなどの効果がもたらされる。同時に，心の状態にも影響を与え，感情，知覚，認知を活性化させる。それらを捉える主な指標として次のようなものがある。

・オキシトシンは，脳の視床下部で生産され，脳下垂体から分泌される「幸せホルモン」ともいわれる。唾液にて検査できる。神経伝達物質「セロトニン」が増えると，相互作用によってオキシトシンも増えることで計測される[138]。脳脊髄液や血液，唾液，尿，母乳などから測定が可能であり，簡便な唾液が用いられる。

・クロモグラニンAは，ストレスの生体反応において視床下部—交感神経—副腎髄質（SAM axis）の作用を示すストレスバイオマーカーである。CgAは自律神経刺激により唾液中に放出される[139]。

・唾液アミラーゼ活性は，交感神経系活性を反映する。精神的ストレス，肉体的ストレスの両方を反映する。個人差が大きい[140, 141]。

・分泌型唾液IgA（s-IgA）は，運動負荷のような急性ストレスでは交感神経系の活性化が起こり，s-IgA濃度が増加傾向を示す[141]。学術試験精神的負荷によるストレスでは，s-IgA濃度は減少を示す結果が得られている[142]。

・光トポグラフィー（近赤外線分光法：NIRS）は，脳活動に伴う大脳皮質における血流量変化を可視化することにより脳活動を計測する。

・f-MRIでは，脳血流量の変化により活性化されている脳の変化を観察する[143]。

2）音楽の主観的な影響を観察する指標

音楽は人の心を安心させ，落ち着かせる効果が期待できるが安心したりリラックスしたり，心地よいと感じることは，対象者の主観であり，人によって感じ方はそれぞれである。このことが個人差を生み，研究成果にも個人差が大きく一般化できにくい要因となっていると考えられる。

・気分評価尺度「POMS2」は，15分程度の質問に答え，即時の気分について評価できる。【怒り－敵意】【混乱－当惑】【抑うつ－落ち込み】【疲労－無気力】【緊張－不安】【活気－活力】【友好】の7尺度と，ネガティブな気分状態を総合的に表す「TMD得点」から，所定の時間枠における気分状態を評価する。

・表情の観察について，ポール・エクマン（Paul Ekman）はあらゆる表情を分類するためにFACS（Facial Action Coding System，顔動作記述システム）で，基本6感情（怒り・嫌悪・恐怖・喜び・悲しみ・驚き）を評価するシステムを考案した[144]。これに対して京都大学のグループ（2019）が日本人にはエクマンの普遍的な表情の理論は部分的にしか支持されないという発表[145]を行っており，さらなる研究が必要である。

・ポジティブ感情尺度（MCL-S）は，12項目の尺度からなる調査票で，「心地よさ」「リラックス」「不安」の3因子が得られ，信頼性の検証がなされている[146]。

3）音楽の間接的な影響を観察するレミニセンス・バンプ

音楽そのものではなく，音楽を聴くことによって思い起こされる記憶や感情も影響を与える。例えば，子供時代や青春時代に流行した歌を聴くことで，当時の記憶がよみがえり，楽しかった思い出に浸るうちに，心が明るくなることがある。こうした現象は「音楽のレミニセンス・バンプ（思い出のこぶ）」と呼ぶ[146]。

音楽はかなり対象者の主観や過去の経験が左右するため，個人差が大きくデータにばらつきがあり研究者としてはなかなかエビデンスが得難いところである。そのため，前述の生理学的指標や心理学的指標を使って，音楽療法後の変化を客観的に捉えていきたい。

❶最も注目されている音楽療法分野は「認知症」

音楽療法の活用において今，最も注目されている分野が認知症およびその周辺症状（BPSD）である。例えば，認知症患者の傾向として，直近の記憶（短期記憶）は忘やすいが，子どもの頃の記憶（長期記憶）ならはっきりと覚えているというケースが多く見受けられる。

長期記憶は思い出すことで脳が刺激されて，軽度認知症においては集中力や記憶力が改善するという研究もなされている[147]。しかし現状では，明瞭なエビデンスとはなっていない。

音楽は，長期記憶を思い出すきっかけとなる。童話を聞いて昔の出来事を回想したり，音楽に合わせて身体を動かすことが心身の安定につながったりと，認知症治療に効果的であることが認められている[148)]。また，音楽による効果で患者の不安を和らげ，心理的安定から，徘徊などのBPSDの軽減につながるという結果も得られている[149)]。

このような結果について，より効果を得るには「なじみの曲」である好きな曲・思い出の曲が勧められる。音楽による脳の活性化には個人差があり，使用する音楽によっても効果に差があると言われている。楽曲を選択する際には，「なじみの曲」であることが，興味を示してもらえ音楽療法の効果としても，音楽に集中させることにもつながる。「なじみの曲」は長期記憶を思い出すきっかけや手助けになる。

認知症高齢者のみならず，要介護高齢者も「カラオケ」が好きである。カラオケの後は興奮している様子や，気分が高揚している様子が見られる。その高揚が，その後のBPSDを招くこともあれば，いい気分のまま過ごされることもあるため，見極めが必要で，安定した気分でいられるよう鎮静する必要がある。

認知症予防でも音楽療法が用いられている。その際は，認知症の有無や程度も併せて調査し，その効果を蓄積することが肝要である〔4章7「認知症予防音楽療法」（p.36）参照〕。

③ 音楽を使った看護師自身のセルフケア

音楽の楽しみ方は人それぞれである。看護師という職業柄緊張の高い作業が求められる。そのため，自分自身をリラックスさせたり気分転換をし，その日の疲れを取り去り，明日への英気を養うことに歌を歌ったり，楽器の演奏をしたりする。それにより，緊張する場面もあるが，臨床場面とは違う緊張で気分がリフレッシュできる。

臨床場面では，手術室内でのBGM，ICUにおけるBGMなどでも音楽が使われている。それはそこにいる医療スタッフや患者のリラックスを狙ったものである。

また，他人とともに音楽を楽しむことで，人のつながりが生まれることもある。例えば，誰かと一緒に歌ったり，音楽に合わせて体を揺らしたりダンスをしたりすることで，親密感や仲間意識が芽生えることがある。また，音楽ではなく，音がヒーリングになることもある。「自然の音で構成された曲」は，リフレッシュ（リラックス）効果の高い音楽として非常によく取り上げられる。滝の音や鳥のささやき，虫の鳴き声などを取り入れたものが多く，心を解きほぐしてくれる。

クラシック音楽は，リラックスとリフレッシュをもたらし，脳神経を刺激し人間のやる気を出させるとともに，自律神経のバランスを整えることができる音楽ともいわれている。

また，上で挙げた「自然音」が心地よく感じるのは，自然音が独特のゆらぎを持っているからである。この「ゆらぎ」は1/fゆらぎと表されるが，クラシック音楽にもこれが含まれており，とくにモーツァルトの音楽は，リフレッシュ（リラックス）効果が高いと専門家は指摘している[150, 151)]。

chapter
10 音楽療法・音楽療法士の今後の問題

2001年に日本音楽療法学会が設立されて20年が経ち，音楽療法の認知度は十分に高まった。しかしわが国において音楽療法が地に足を着けて普及していくためには以下のような問題をクリアしていかなければならない。

1）音楽療法の有効性の検証

それには，（1）音楽療法の効果研究，（2）どのような疾患にどのような音楽療法の方法が適しているのかの研究，（3）セラピストの違いによる音楽療法効果に関する研究，（4）音楽療法の技法に関する研究など，量的であれ，質的であれ，リサーチしなくてはならない。

日本音楽療法学会は，会員に，まず自分のセッションを見直し，報告できる「事例の書き方」を徹底し，またスーパーバイザーによるチェック体制などにも力を入れているが，音楽療法のエビデンスの質，量ともに上げていくためには研究体制の充実も図っていかなければならない。

2）音楽療法に関する倫理問題

日本音楽療法学会は，音楽療法を実践するにあたって遵守しなければならない項目を日本音楽療法学会倫理綱領に挙げている。（1）**社会的責任**（自らの活動が社会に与える影響を十分に認識し，人々の幸福と福祉，社会への貢献をめざして，常に自己研鑽に努力する），（2）**人権の尊重**（個人の人権を尊重し，個々のプライバシーを侵害しないように配慮する），（3）**社会的規範**（自らの活動が法や社会的規範を逸脱しないように十分に留意し，常に良心に基づいて活動を行う)，（4）**守秘義務**（治療上知り得た情報については慎重に管理し，みだりに他に漏らしたり，本来の目的以外に使用してはならない）などである。

2005年4月から個人情報保護法が施行されている。クライエントのプライバシーの問題，アセスメントの際や学会などで発表する際に生じる問題など，厳しい目で対処していかなければいけない。クライエントの主体性，自己決定，評価基準の問題なども，クライエントの人権を最大限に尊重していく姿勢を常に忘れてはいけない。

また，音楽療法に携わるもの同士の問題もある。例えば，すでに音楽療法が行われている同じ施設に，後から，ボランティアで入って音楽療法を行おうとする場合がある。ボランティアとして臨床経験を積みたい事情はあるのであろうが，先に入っている音楽療法士（MT）の職を脅かすことになるということを考えなくてはならない。それは，音楽療法士の社会的地位を下げることにつながる。これは次の音楽療法士の労働環境と賃金の問題にも関わっている。もし，対立や衝突が起きたら，肯定的，建設的に解決することが肝心である。音楽療法士は，優しい人間関係を実践するプロであることを自覚して，人々の幸福をめざし，たゆまぬ自己研鑽をして，臨床センスを磨いていかなければいけない。

3）労働環境の整備と賃金の問題

ボランティアや低賃金で働く音楽療法士が多い。この問題を解決するには，国家資格化を早急にすすめ，国家資格にして世間にアピールする。いや，まずは音楽療法士の質を向上させることから始まり，音楽療法士の専門性を世間に訴えるなど，いろいろな意見がある。労働環境の問題は，教育機関の実習臨床施設の問題ともつながっている。多くの実習生を抱える教育機関は実習施設の確保に必死であり，ともかくも施設で音楽療法をやらせてもらっている。もちろん，そこではきちんとした実習指導がなされているのだろうが，未熟な音楽療法がまかり通っている。音楽療法では，まあ歌でも歌って，楽器演奏でもさせればいいと思っている施設や，音楽療法は当然ボランティアで行われると思っている施設も多い。それがまた，労働環境の劣悪化につながっていく。著者は指導者が賃金をもらって働いている施設に，学生たちが少数で実習にいくのが妥当であると考えている。このように，今後の問題として浮上してきた問題は，全部が絡み合って，総合的に音楽療法士の地位向上につながるものである。これは，私たち一人ひとりが，一歩一歩，努力して取り組んでいかなければならない問題なのである。

4）音楽療法士の教育の問題

音楽療法士の有効実数は2021年4月1日には2,461人になった。日本音楽療法学会認定音楽療法士になるためには，大学や専門学校にある音楽療法認定コースの卒業者または卒業見込み者が，日本音楽療法学会が課する認定試験に合格し，さらに面接試験（弾き歌い試験と口頭試問）に合格しなければならない。また，2010年から「新認定制度」なるものが登場し，そこで勉強したものも認定校からの受験者と同様の筆記試験，面接試験に合格すれば学会認定の音楽療法士の資格を取得できるようになった。しかしながらこの「新認定制度」も2021年から始まる第6期をもって終了となる。以下に少し詳しく内容を述べていく。

❶認定校制度「カリキュラムに関するガイドライン11」

まず従来からあった認定校制度「01カリキュラム」が，2011年に「音楽療法専攻コースカリキュラムに関するガイドライン11」に替わった。当初は2001年に策定された「01カリキュラム」に従ってそれぞれの音楽大学や専門学校が創意工夫をして，1）音楽分野34単位，2）音楽療法分野30単位，3）医学・心理分野10単位，4）福祉・教育分野6単位，5）語学8単位を中心にカリキュラムが組まれていたが，「ガイドライン11」に改訂され，表9のように，音楽分野が32単位になり，教育・福祉分野が8単位に替わった。さらに語学8単位のうち2単位は原典購読を含まなくてもよいということになった。原典購読を学部の学生に行うことはなかなか難しく，まして音楽療法論文は専門用語ばかりで頭を悩ますばかりであったが，これが割愛された。

さらに「ガイドライン11」では「4. 実習時間および実技科目の扱いについて」の規定がなされている。①実習とは，現場における体験を通して，音楽療法の臨床に必要な技術・知識などを習得することである。②実習時間は900時間とする。③実習に含まれる科目および実習時間の算出方法は，「実習および演習時間は，30時間から45時間をもって1単位とする」という文部科学省の規定に基づくとされた。

❷新認定制度

一方，新認定制度は，2010年から始まり，他職種に在職中であり，認定校に通うのが困難な人を対象に「資格取得必修講習会」を受講する形で，2年半で音楽療法士資格を取得できるシステムになっている。「資格取得必修講習会」では「音楽療法概論」「音楽療法各論」「事例の書き方」「音楽療法技法」を学ぶ。

しかし新認定制度の受講生になるためには，音楽の試験（ソナチネまたは，やさしいソナタを演奏するピアノの試験と簡単な楽典の試験）をクリアしなければならない。次に「資格取得必修講習会」を受講し，これらの科目の試験をクリアすると共に，年に1回行われる認定校からの受験生と同様の試験（学科試験と面接試験）をクリアして，めでたく認定音楽療法士資格取得となる。

新認定制度の受験資格者は，臨床経験が5年ある人で，その5年のうち2年は音楽に関わる臨床経験があることとなっている。
そもそも，日本音楽療法学会は2001年に設立されたが（p.6 参照），その前身である日本音楽療法連盟（1995年設立）は，音楽療法士の養成のため，カリキュラム作りと音楽療法士認定に力を入れてきた。1996年に着手したカリキュラムガイドラインは「01カリキュラ

表9 カリキュラム

1）音楽分野（32単位，その中で必修24単位）◎は必修科目，○は選択科目を示す

科　　目	必・選	単　位	備　　考
Ⅰ理論			
音楽理論／通論	◎	4	
美学（音楽）	○	2	
和声学	◎	2	
編曲法	○	2	
鍵盤和声（コード伴奏法）	○	2	
対位法	○	2	
音楽構成論	○	2	
楽式論	○	2	
楽曲分析	○	2	
演奏解釈	○	2	
芸術社会学	○	2	
音楽心理学	◎	2	
音楽社会学	○	2	
音楽教育学	○	2	
コンピューター音楽	○	2	
西洋音楽史	○	2	
日本の音楽	◎	2	日本の楽器の実技も可
西洋音楽史各論	○	2	
演奏様式論	○	2	
民族音楽学	○	2	
芸能論	○	2	
Ⅱ実技「副科を含む」			
ソルフェージュ	◎	2	
ピアノ	◎	2	
声楽	◎	2	
器楽（管，弦，打楽器）	◎	2	
合唱	◎	2	
合奏	◎	2	
指揮法	◎	2	
ギター	○	2	
リトミック	○	2	
		32	

2）音楽療法分野（30単位）◎は必修科目

科　　目	必・選	単　位	備　　考
Ⅰ理論			
音楽療法概論	◎	2	資質，倫理を含む
Ⅱ音楽療法Ⅰ（基礎）			
音楽療法の理論と技法	◎	4	

科目	必・選	単位	備考
Ⅲ音楽療法２（臨床）			
音楽療法各論Ⅰ	◎	2	障害児・者を含む
音楽療法各論Ⅱ	◎	2	精神科，心療内科を含む
音楽療法各論Ⅲ	◎	2	高齢者，緩和ケアを含む
Ⅳ音楽療法３（技能）			
技能Ⅰ	◎	2	歌唱，伴奏
技能Ⅱ	◎	2	即興演奏
技能Ⅲ	◎	2	作曲，編曲，アンサンブル，指揮
Ⅴ演習・実習			
演習	◎	2	グループ体験
実習	◎	6	最低，児童，成人，高齢者の３領域とし，見学実習，評価実習を含む
Ⅵ卒業論文			
卒業論文	◎	4	研究方法を含む 音楽療法に関わるデータ解析，研究計画，論文の書き方など
		30	

3）医学・心理学分野（10単位）

科目	必・選	単位	備考
医学概論	◎	2	解剖・生理，治療学，症候学，チーム医療など
臨床医学各論Ⅰ	◎	2	精神医学，心身医学，老年学など
臨床医学各論Ⅱ	◎	2	小児科学，内科学，リハビリ学，関連医学など
臨床心理学Ⅰ	◎	2	面接法，心理テスト，行動評価，統計法を含むなど
臨床心理学Ⅱ	◎	2	心理療法の諸理論と技法
		10	

4）福祉・教育分野（8単位）

科目	必・選	単位	備考
社会福祉概論	◎	2	福祉システム，関連法，児童・老人・地域福祉
発達心理学	◎	2	
障害児教育	◎	2	障害学を含む
介護概論	◎	2	
		8	

その他の科目について
語学8単位
教育原理2単位は，選択科目として教養科目に含む

5）実習時間および実技科目の扱い

実習に含まれる科目など	実習時間	算出方法
音楽分野「II実技科目」 5科目	300時間 まで	1科目2単位（1単位最低30時間） 5科目まで（10単位300時間）
音楽療法分野 「IV音楽療法3（技能）」 3科目	270時間	1科目2単位（1単位45時間） 3科目で270時間
音楽療法分野「V演習」	60時間	1科目2単位（1単位30時間）
音楽療法分野「V臨床実習」	270時間	実習単位は6単位 1単位45時間 6単位で270時間
	900時間	

ム」を経て，現在の「カリキュラムに関するガイドライン11」に引き継がれている。

また音楽療法士養成に関しても，暫定期間として2010年3月まで，認定コースに通うことができなかった人々にも音楽療法士受験の門戸を開いていた。この暫定期間を閉じることになると，認定音楽療法士になるためには，すべての人が認定校に通わなければならないということになったが，日本音楽療法学会認定音楽療法士を希望する学会員の数，認定校の数の不足，認定校の地域の偏りを理由に，2010年3月に「新認定制度」が発足した。

また，音楽療法士の資格も5年ごとに更新しなければならず，その際には5年間の臨床活動の内容や自己研鑽の内容を申告する。

著者は専門学校で音楽療法士の教育に携わっているが，音楽療法士の技術を獲得するのは3年間では難しいことを実感している。とくに音楽を自由自在に使いこなす技術が問題である。音楽技術は一朝一夕には獲得できない。これが作業療法士や言語聴覚士，理学療法士との大きな違いである。音楽技術の習得過程で脱落していく者が多い。音楽療法士の音楽という面をもっと強調して学生の選抜に

あたらなければいけない。

5）音楽療法士の専門性と資質の問題

音楽療法の今後の課題を考えるにつけ，音楽療法とは，音楽療法士の専門性とは結局，何なのであろうかという素朴な疑問に返っていくように思われる。美原[152]はその専門性を，（1）医療専門者としての「心」をもつこと，（2）医療専門者としての「知識」をもつこと，（3）医療専門者としての「技術」をもつことであるとしている。この「心」に関して，美原はクライエントを理解し，共感し，それでいて一歩離れた立場に立つことが大事と述べている。このような「心」，いわば臨床的センスは，もって生まれた資質によるところも大きい。

臨床的センスとは，臨床において治療的人間関係を結べるか，音楽療法士とクライエントとの関係におけるダイナミクスとプロセスを理解できるか，治療プロセスに与える自分の感情，行動，考え方の影響を認識できるか，セラピーに効果的なクライエントとの人間関係を形成し，維持できるかというようなことである。もちろん臨床的センスは教育によって，スーパーバイザーやスーパーバイジー経験によって養われていくものである。

著者も美原同様，やはり臨床の中でとくに必要なのは共感性と受容だと考える。音楽療法士は共感性をもって，クライエントと臨床的コミュニケーションをとっていく。そして，このコミュニケーション能力が資質と大きく関わるのだと考えている。このコミュニケーション能力は，もちろん言語だけではなく，非言語も含み，総合的人間力ともいえるような力だと思うのである。この総合的人間力はいろいろな場面で表れ，臨床場面だけではなく，日常場面でも観察できる。挫折やいろいろな経験で獲得していくものである。総合的人間力は努力しなければ獲得できないが，努力したからといって必ず獲得できるわけでもない。総合的人間力とは人間的魅力と言い換えることもできよう。ともかくも，音楽的知識や技術といった問題は当然クリアしたとして，総合的人間力はそれから先の問題である。

おわりに

音楽はさまざまな年代に，さまざまな効果を期待され，看護場面においても代替医療の一つとして活用されている。看護教育に関して実習活動などで，音楽療法セッション見学などが組み込まれているところも多い。筆者も大学の看護学部の授業を「高齢者領域」で，また「補完代替医療」の枠で担当した。本書は『補完・代替医療　音楽療法第3版』を引き継ぎ，医療系従事者，看護領域に拡大するべく改訂したものである。エビデンス部分の記載を大切にした。

代替医療の目的は全人的な診断や治療を行い，ヒト自体に備わっている自然治癒力や，自己回復力を目覚めさせ，精神と身体のバランスを整え，免疫力を強化することにある。音楽療法が代替医療として活かされるためには，科学的評価に耐え得る，さらなるエビデンスの構築が必要である。音楽療法の効果測定は，音楽療法士がクライエントと関わり，その関係性を築くことを目的としながらのデータ収集という特殊な構造になり，なかなか数値には馴染まないものではある。しかしながら，教育，福祉，医療の分野に大きくまたがる音楽療法の，少なくとも医療の分野においては，エビデンスの構築が急務である。

母の子宮の中で最初に音を聞き，死ぬ瞬間まで聴覚は残るという。音楽はいつも身近にある。そして，メロディーを思い浮かべただけでも，実際にそのメロディーを聴いたときと同じ脳の部分が活性化されるという[153)]。とくに，日本人は，音楽だけではなく，除夜の鐘の音に，啼く鳥の声に，虫の音に，渡る風の音に，流れる水の音に，うち寄せる波の音に，そのような自然の音に繊細な民族でもある。

リズム，メロディー，ハーモニーとは音楽の3要素であるが，リズムは，広義には宇宙の，天体の，人間の，あらゆるものの「運動の秩序」[154]である。音楽療法はその人間に備わっているリズムを元の状態に戻す，それも，比較的簡便に，人間のもつ自然治癒力を回復させることができるといえよう。私たちの祖先が経験的に使ってきた音楽の力を，今また，しっかり見直し，それを臨床に活かしていかなければならないのである。

動画閲覧方法のご案内

動画の閲覧方法

①下記のURLもしくはQRコードから本書の書誌ページにアクセスしてください。

https://www.kinpodo-pub.co.jp/book/1879-2/

上記ページに動画へのリンクを掲載しております。また、次ページのQRコードからも動画へアクセスいただけます。

②IDとパスワード

動画を閲覧するには，ID（半角英字）とパスワード（半角数字）が必要になります。

ID：mt

パスワード：1305896247

③ご利用上の留意点

第三者へのIDとパスワードの貸与・譲渡・共有を禁止します。

閲覧環境について（以下の環境で動作確認をしております）

OS バージョン：ブラウザ

Windows 10：Internet Explorer 11，Chrome，Firefox

Mac 10.13.6：Safari，Chrome，Firefox

iOS 13.3：Safari

Android OS 9.0：Chrome

※インターネットの接続環境によっては，動画の読み込みに時間がかかる，動画の再生が乱れるなどの現象が起きることがあります。あらかじめご了承ください。

参考動画1
グループセッションの様子
→　P.82

参考動画2
76歳男性，肺がんＡ氏のケース
→　P.83

参考動画3
78歳女性，子宮がんから多臓器転移のＢ氏のケース
→　P.83

参考動画4
65歳女性，ALSのＣ氏のケース
→　P.86

参考文献

1）Grout DJ：A History of Western Music. W. W. NORTON & COMPANY, Inc, 1960.

2）Davis WB, Gfeller KE, Thaut MH：An Introduction to Music Therapy: Theory and Practice. Wm. C. Brown Publishers, 1992.

3）Boxill EH：Music therapy for developmentally disabled. PRO-ED Publishers, Inc, 1985.

4）日本音楽療法学会：認定音楽療法士の臨床に関するアンケート調査の報告. 日本音楽療法学会ニュース 第7号, 2004.

5）村井靖児：音楽療法の臨床効果に関する研究―実践家に対するアンケートの分析から―厚生省科学研究補助金 障害保健福祉総合研究事業. 2000.

6）福祉士養成講座編集委員会（編）：介護福祉士養成講座2 老人福祉論 第2版. 中央法規出版, 2003.

7）American Psychiatric Association: Practice guideline for the treatment of patients with Alzheimer's disease and other dementias of late life. Am J Psychiatry 154 suppl. 5：1-39, 1997.

8）McGovern RJ, Koss E：The use of behavior modification with Alzheimer patients：values and limitations. Alzheimer Dis Assoc Disord 8 suppl. 3：82-91, 1994.

9）黒川由紀子：痴呆性疾患の回想法―初期痴呆症患者の事例―. 精神療法 23：558-562, 1997.

10）Bleathman C, Morton I：Validation therapy with the demented elderly. J Adv Nurs 13：511-514, 1988.

11）飯田眞, 長谷川まこと, 森田昌宏, 他：老年期痴呆に対する心理学的アプローチ. 老年精神医学雑誌 2：746-753, 1991.

12）Small GW, Rabins PV, Barry PP, et al：Diagnosis and treatment of Alzheimer disease and related disorders. Consensus statement of the American Association for Geriatric Psychiatry, the Alzheimer's Association, and the American Geriatrics Society. JAMA 278（16）：1363-1371, 1997.

13）須貝佑一, 竹中星郎：痴呆性精神疾患の非薬物的アプローチの臨床的意義と適応. 老年精神医学雑誌 6：1471-1475, 1995.

14）高橋多喜子：痴呆老人における「なじみの歌」を使った歌唱セッションの効果. 日本バイオミュージック学会誌 15（2）：185-195, 1996.

15）高橋多喜子：痴呆性高齢者に対する「なじみの歌法」の効果. 高齢者のケアと行動科学 5：80-88, 1998.

16）高橋多喜子：なじみの歌の歌唱が痴呆性老人の社会行動改善に及ぼす効果.

高齢者のケアと行動科学 3：58-64, 1996.
17）高橋多喜子，萩谷みどり：なじみの歌法のグループセッションへの適用．音楽療法研究 3：89-100, 1998.
18）高橋多喜子：痴呆高齢者への隔週グループセッションにおけるなじみの歌法の効果．日本バイオミュージック学会誌 17（1）：91-97, 1999.
19）高橋多喜子：高齢者の「なじみの歌」に関する調査報告．日本バイオミュージック学会誌 15（1）：68-76, 1997.
20）van der Steen JT, Smaling HJ, van der Wouden JC, et al: Music-based therapeutic interventions for people with dementia. Cochrane Database Syst Rev 7（7）：CD003477, 2018.
21）Zhang Y, Cai J, An L, et al：Does music therapy enhance behavioral and cognitive function in elderly dementia patients? A systematic review and meta-analysis. Ageing Res Rev 35：1-11, 2017.
22）Gómez-Romero M, Jiménez-Palomares M, Rodríguez-Mansilla J, et al：Benefits of music therapy on behaviour disorders in subjects diagnosed with dementia: a systematic review. Neurologia 32（4）：253-263, 2017.
23）Ridder HM, Stige B, Qvale LG, et al：Individual music therapy for agitation in dementia: an exploratory randomized controlled trial. Aging Ment Health 17（6）：667-678, 2013.
24）Gómez Gallego M, Gómez García J：Music therapy and Alzheimer's disease：Cognitive, psychological, and behavioural effects. Neurologia 32（5）：300-308, 2017.
25）Ueda T, Suzukamo Y, Sato M, et al：Effects of music therapy on behavioral and psychological symptoms of dementia: a systematic review and meta-analysis. Ageing Res Rev 12（2）：628-641, 2013.
26）Chang YS, Chu H, Yang CY, et al：The Efficacy of music therapy for people with dementia: A meta-analysis of randomised controlled trials. J Clin Nurs 24（23-24）：3425-3440, 2015.
27）Ing-Randolph AR, Phillips LR, Williams AB：Group music interventions for dementia–associated anxiety：A systematic review. Int J Nurs Stud 52（11）：1775-1784, 2015.
28）Li YH, Chen SM, Chou MC, et al：The use of music intervention in nursing practice for elderly dementia patients：a systematic review. Hu Li Za Zhi 61（2）：84-94, 2014.
29）Livingston G, Kelly L, Lewis-Holmese E, et al：Non-pharmacological interventions for agitation in dementia：systematic review of randomised controlled trials. Br J Psychiatry 205（6）：436-442, 2014.

30）Samson S, Clément S, Narme P, et al：Efficacy of musical interventions in dementia：methodological requirements of nonpharmacological trials. Ann N Y Acad Sci 1337：249-255, 2015.
31）高橋多喜子：痴呆高齢者への隔週グループセッションにおけるなじみの歌法の効果. 日本バイオミュージック学会誌 17（1）：91-97, 1999.
32）Dassa A, Amir D：The role of singing familiar songs in encouraging conversation among people with middle to late stage Alzheimer's disease. J Music Ther 51（2）：131-153, 2014.
33）小阪憲司：第二の認知症　増えるレビー小体型認知症の今．p.58，紀伊國屋書店，2012.
34）小阪憲司，織茂智之：パーキンソン病レビー小体型認知症がわかるＱＡブック．p.21，メディカ出版，2011.
35）高橋多喜子，高野裕治：認知症予防に関する音楽療法の効果―ベル活動を中心として―．日本音楽療法学会誌 10（2）：202-209，2010.
36）高橋多喜子，高野裕治：高齢者の集団音楽療法による認知機能維持効果―集団音楽音楽療法とカラオケを比較して―．国際コミュニケーション学会誌 20（1）：179-184，2015.
37）高橋多喜子，高野裕治：認知課題を取り入れた音楽療法による高齢者参加者の前頭葉機能への賦活効果．日本音楽療法学会誌 20（2）：143-152，2020.
38）高橋多喜子：認知症と音楽療法．成人病と生活習慣病 46（2）：218-221. 2016.
39）高橋多喜子：認知症予防の音楽療法　いきいき魅惑のベル．オンキョウ．2011.
40）高橋多喜子，内田一広：ジャズで楽しく認知症予防　童謡・唱歌をジャズアレンジ．オンキョウパブリッシュ，2019.
41）文部科学省：特別支援教育の概要，2013.
https://www.mext.go.jp/a_menu/shotou/tokubetu/main.htm
42）嶺井正也，シャロン・ラストマイアー：インクルーシヴ教育に向かって．八月書館，2008.
43）小布施円：特別支援学校における発達障害児の音楽を使った社会性獲得の過程．淑徳大学コミュニケーション学部 平成26年度卒業論文.
44）鈴木友梨：特別支援学級における発達障害児の社会性の獲得―メリーさんのひつじの合奏を通して―．淑徳大学国際コミュニケーション学部　平成27年度卒業論文.
45）Nordoff P, Robbins C：Creative Music Therapy: A Guide to Fostering Clinical Musicianship. John Day, 1977.
46）山上敏子：行動療法．氏原寛，他（共編）：心理臨床大事典. pp. 317-322,

培風館，1992.

47）Alberto PA, Troutman AC：Applied Behavior Analysis for Teachers. Bell & Howell Company, 1986. 佐久間徹，谷晋二（監訳）：はじめての応用行動分析．二瓶社，1992.

48）Geretsegger M, Elefant C, Mössler KA, et al：Music therapy for people with autism spectrum disorder. Cochrane Database Syst Rev 17（6）：CD004381, 2014.

49）LaGasse AB：Effects of a music therapy group intervention on enhancing social skills in children with autism. J Music Ther 51（3）：250-275, 2014.

50）Ghasemtabar SN, Hosseini M, Fayyaz I, et al：Music therapy: An effective approach in improving social skills of children with autism. Adv Biomed Res 27（4）：157, 2015.

51）Yang YH：Parents and Young Children with Disabilities: The Effects of a Home-Based Music Therapy Program on Parent-Child Interactions. J Music Ther 53（1）：27-54, 2016.

52）糟谷由香：自閉症と音楽療法．成人病と生活習慣病 46(2)：246-251，2016.

53）National Research Council：Educating Children with Autism. National Academy Press, 2001.

54）遠城寺宗徳：遠城寺式・乳幼児分析的発達検査法改訂新装版．慶應義塾大学出版会．2009.

55）中島恵子・山下恵子．音と人をつなぐ　コ・ミュージックセラピー．春秋社，2002.

56）DiMascio A, Klerman, GL：Experimental human psychopharmacology: The role of non-drug factors. Sarwer-Foner GJ（ed.）：The Dynamics of Psychiatric Drug Therapy. C. C. Thomas, 1960.

57）西園昌久：総論．松下正明（総編集）：新世紀の精神科治療 9 薬物療法と心理社会療法の統合．pp.1-41，中山書店，2003.

58）Huxley NA, Rendall M, Sederer L：Psychosocial treatments in schizophrenia：a review of the past 20 years. J Nerv Ment Dis 188（4）：187-201, 2000.

59）Pilling S, Bebbington P, Kuipers E, et al：Psychological treatments in schizophrenia：Ⅰ. Meta-analysis of family intervention and cognitive behaviour therapy. Psychol Med 32（5）：763-782, 2002.

60）Pilling S, Bebbington P, Kuipers E, et al：Psychological treatments in schizophrenia：Ⅱ. Meta-analysis of randomized controlled trials of social skills training and cognitive remediation. Psychol Med 32（5）：783-791, 2002.

61）Davis WB, Gfeller KE, Thaut MH：An Introduction to Music Therapy Theory and Practice Third Edition American Music Therapy Association, Inc. 2008. 栗林文雄（監訳）：音楽療法入門Ⅱ 第3版．pp.143-149, 一麦出版, 2015.
62）丹野義彦：臨床心理学研究の実証的方法．下山晴彦，丹野義彦（編）：講座臨床心理学2 臨床心理学研究．pp.25-37，東京大学出版会，2001.
63）Bonny HL, Savary LM：Music and Your Mind: Listening with a New Consciousness. Station Hill Press, Inc, 1973/1990.
64）Monika Geretsegger, Karin A Mössler, Łucja Bieleninik, et al: Music therapy for people with schizophrenia and schizophrenia-like disorders. Cochrane Database Syst Rev 5（5）：CD004025, 2017.
65）Kavak F, Ünal S, Yılmaz E：Effects of Relaxation Exercises and Music Therapy on the Psychological Symptoms and Depression Levels of Patients with Schizophrenia. Arch Psychiatr Nurs 30（5）：508-512, 2016.
66）Tseng PT, Chen YW, Lin PY, et al：Significant treatment effect of adjunct music therapy to standard treatment on the positive, negative, and mood symptoms of schizophrenic patients：a meta-analysis. BMC Psychiatry 26（16）：16, 2016.
67）Ruiying Jia, Dandan Liang, Jingfen Yu, et al：The effectiveness of adjunct music therapy for patients with schizophrenia: A meta-analysis. Psychiatry Res. 2020.
68）小島美子：人々のリズム感は何によってきまる？ 言語11：14-21，1993.
69）Updike PA, Charles DM：Music Rx: physiological and emotional responses to taped music programs of preoperative patients awaiting plastic surgery. Ann Plast Surg 19（1）：29-33, 1987.
70）Guzzetta CE：Effects of relaxation and music therapy on patients in a coronary care unit with presumptive acute myocardial infarction. Heart Lung 18（6）：609-616, 1989.
71）Miluk-Kolasa B, Obminski Z, Stupnicki R, et al：Effects of music treatment on salivary cortisol in patients exposed to pre-surgical stress. EXP Clin Endocrinol 102（2）：118-120, 1994.
72）永田勝太郎：音楽療法の生理学的研究と心身医学における応用．櫻林仁（監修）：音楽療法研究―第一線からの報告．pp.81-106，音楽之友社，1996.
73）高橋多喜子，松下裕子：中度・重度痴呆性高齢者に対する音楽療法の長期効果―生理学的指標による検討―．日本音楽療法学会誌5（1）：3-10，2005.
74）Davis WB, Gfeller KE, Thaut MH：An Introduction to Music Therapy Theory and Practice Third Edition American Music Therapy Associa-

tion, Inc. 2008. 栗林文雄（監訳）：音楽療法入門Ⅱ 第3版. pp.262-272, 一麦出版, 2015.

75）Melzack R, Wall PD：Pain mechanisms：a new theory. Science 150（3669）：971-979, 1965.

76）Davis WB, Gfeller KE, Thaut MH：An Introduction To Music Therapy: Theory and Practice Third Edition American Music Therapy Association, Inc. 2008. 栗林文雄（監訳）：音楽療法入門Ⅱ 第3版. pp.258-259, 一麦出版, 2015.

77）高橋多喜子：痛みに対する音楽療法. Practice of Pain Management 4（3）：28-30, 2013.

78）Jafari H, Emami Zeydi A, Khani S, et al：The effects of listening to preferred music on pain intensity after open heart surgery. Iran J Nurs Midwifery Res 17（1）：1-6, 2012.

79）Bauer BA, Cutshall SA, Anderson PG, et al：Effect of the combination of music and nature sounds on pain and anxiety in cardiac surgical patients: a randomized study. Altern Ther Health Med 17（4）：16-23, 2011.

80）Nilsson U: Effectiveness of music interventions for women with high anxiety during coronary angiographic procedures: a randomized controlled. Eur J Cardiovasc Nurs 11（2）：150-153, 2012.

81）Li XM, Yan H, Zhou KN, et al：Effects of music therapy on pain among female breast cancer patients after radical mastectomy: results from a randomized controlled trial. Breast Cancer Res Treat 128（2）：411-419, 2011.

82）Binns-Turner PG, Wilson LL, Pryor ER, et al：Perioperative music and its effects on anxiety, hemodynamics, and pain in women undergoing mastectomy. AANA J 79 suppl. 4：S21-27, 2011.

83）Li Y, Dong Y：Preoperative music intervention for patients undergoing cesarean delivery. Int J Gynaecol Obstet, 119（1）：81-83, 2012.

84）高橋多喜子：慢性疼痛に対する音楽療法の効果. 神経内科 83（2）：142-143, 2015.

85）村上正人：診療内科的治療―とくに繊維筋痛症に対して―. 神経治療学 27（4）：611-615, 2010.

86）Onieva-Zafra MD, Castro-Sánchez AM, Matarán-Peñarrocha GA, et al：Effect of music as nursing intervention for people diagnosed with fibromyalgia. Pain Manag Nurs 14（2）：e39-e46, 2013.

87）Leão ER, da Silva MJ：Music and chronic muscular-skeletal pain：the evocative potential of mental images. Rev Lat Am Enfermagem 12（2）: 235-241, 2004.

88）Guétin S, Giniès P, Siou DK, et al : The effects of music intervention in the management of chronic pain: a single-blind, randomized, controlled trial. Clin J Pain 28（4）: 329-337, 2012

89）McCaffrey R, Freeman E : Effect of music on chronic osteoarthritis pain in older people. J Adv Nurs 44（5）: 517-524, 2003.

90）dos Santos DS, de Carvalho EC : Nursing interventions for care of patients with arthritis : an integrative review. Rev Bras Enferm 65（6）: 1011-1018, 2012.

91）Skingley A, Vella-Burrows T : Therapeutic effects of music and singing for older people. Nurs Stand 24（19）: 35-41, 2010.

92）Guétin S, Coudeyre E, Picot MC, et al : Effect of music therapy among hospitalized patients with chronic low back pain: a controlled, randomized trial. Ann Readapt Med Phys 48（5）: 217-224, 2005.

93）Risch M, Scherg H, Verres R : Music therapy for chronic headaches. Evaluation of music therapeutic groups for patients suffering from chronic headaches. Schmerz 15（2）: 116-125, 2001.

94）Matsota P, Christodoulopoulou T, Smyrnioti ME, et al : Music's use for anesthesia and analgesia. J Altern Complement Med 19（4）: 298-307, 2013.

95）Merskey H, Bogduk N : Classification of Chronic pain, 2nd edition, IASP Task force on Taxonomy. pp. 209-214, IASP Press, 1994.

96）Hauck M, Metzner S, Rohlffs F, et al : The influence of music and music therapy on pain-induced neuronal oscillations measured by magnetencephalography. Pain 154（4）: 539-547, 2013.

97）World Health Organization : WHO Definition of Palliative Care. http://www.who.int/cancer/palliative/ definition /en/

98）シャーリー・ドゥプレイ：シシリー・ソンダース―ホスピス運動の創始者（若林一美訳）．日本看護協会出版会，1989.

99）レスリーバント：音楽療法―ことばを超えた対話（稲田雅美訳），ミネルヴァ書房，32-33，1996.

100）Salmon D : Music and emotion in palliative care, J Palliat Care 9（4）: 48-52, 1983.

101）日野原重明（監修）：音楽療法ハンドブック：看護と福祉領域のための，デーケン講演集より音楽療法の8つの効用，2014.

102）中山ヒサ子：ホスピス・緩和ケア病棟での音楽療法，看護 57(13):92-95,

2005.

103) キューブラー・ロス. E：死ぬ瞬間―死とその過程について（鈴木晶訳）. 中央公論新社, 2001.

104) Bradt J, Dileo C, Magill L, et al: Music interventions for improving psychological and physical outcomes in cancer patients. Cochrane Database Syst Rev (8):CD006911, 2016.

105) Gao Y, Wei Y, Yang W, et al: The Effectiveness of Music Therapy for Terminally Ill Patients: A Meta-Analysis and Systematic Review. J Pain Symptom Manage 57（2）：319-329, 2019.

106) Warth M, Keßler J, Hillecke TK, et al: Music Therapy in Palliative Care. Dtsch Arztebl Int 112（46）：788-794, 2015.

107) Gutgsell KJ, Schluchter M, Margevicius S, et al: Music therapy reduces pain in palliative care patients : a randomized controlled trial. J Pain Symptom Manage 45（5）：822-831, 2013.

108) Pérez-Eizaguirre M, Vergara-Moragues E: Music Therapy Interventions in Palliative Care: A Systematic Review. J Palliat Care 825859720957803, 2020.

109) Gallagher LM, Lagman R, Rybicki L: Outcomes of Music Therapy Interventions on Symptom Management in Palliative Medicine Patients. Am J Hosp Palliat Care 35（2）：250-257, 2018.

110) 高橋多喜子, 太田惠一朗, 高野裕治：消化器がん患者に対する音楽療法効果の検討. 日本音楽療法学会誌 7（2）：179-186, 2007.

111) Peng CS, Baxter K, Lally KM: Music Intervention as a Tool in Improving Patient Experience in Palliative Care. Am J Hosp Palliat Care 36（1）：45-49, 2019.

112) Pommeret S, Chrusciel J, Verlaine C, et al: Music in palliative care: a qualitative study with patients suffering from cancer. BMC Palliat Care 18（1）：78, 2019.

113) 日野原重明：音楽の癒しのちから, 春秋社, 31, 1999.

114) 難病情報センター（Japan Intractable Diseases Information Center）. https://www.nanbyou.or.jp/

115) Oliver D : Palliative care in Amyotrophic lateral sclerosis. Oxford University19Press, 22-28, 2000.

116) 中島孝：神経難病と音楽療法―総論, 神経内科 67（3）, 科学評論社, 58：661-669, 2007.

117) 美原盤：筋萎縮性側索硬化症に対する音楽療法. 日本音楽療法学会誌 6：23-32, 2006.

118）近藤清彦：筋萎縮側索硬化症と音楽療法．神経内科 67（3）：244，2007.
119）Bradt, J, et al：Music interventions for mechanically ventilated patients. Cochrane reviews, 2010.
120）Forrest L：Using Music Therapy in the Symptom Management of Patients with Motor Neurone Disease. In J. Fachner & D. Aldridge Dialoge and Debate-Conference Proceedings of the 10th World Congress on Music Therapy, 583-601, 2002.
121）近藤清彦：ALS と人工呼吸器―気管切開後の治療とケア―Medical Journal of Aizawa Hospital, Vol.17, 12, 2019.
122）中山ヒサ子：在宅ALS患者及び家族における音楽療法の有益性，在宅医療助成勇美記念財報告書，2008，2009，2012.
123）吉川英史（監修）：邦楽百科事典 雅楽から民謡まで．p.1029，音楽之友社，1984.
124）久保田進子，長谷川嘉哉：高齢者に対する音楽療法前後のNK細胞活性と各種指標の変化 第1報．日本バイオミュージック学会誌 17（2）：183-187，1999.
125）川久保悦子，熊谷玲子，井上映子：老年看護学演習におけるアクティビティケア体験の成果．老年看護学．24（1），77-86，2019.
126）藤巻佑惟，小田嶋裕輝：日本の看護研究における音楽療法についての文献検討．日本看護医療学会．22（1），64-75，2020.
127）Kamioka H, Tsutani K, Yamada M, et al: Effectiveness of music therapy: a summary of systematic reviews based on randomized controlled trials of music interventions. Patient Preference and Adherence. 8,727-754, 2014.
128）永井美季里：音楽活動による慢性統合失調症患者の症状改善の可能性―看護実習における事例報告―．東京福祉大学大学院紀要6（2），171-177, 2016.
129）Gordon M：ゴードン看護診断マニュアル原書第11版 機能的健康パターンに基づく看護診断．医学書院，p. 232，2010.
130）野呂奈々子：認知症を持つ高齢者に対する音楽療法の効果―ヘンダーソンの理論を用いた検討―. 2019年度札幌市立大学看護学部 卒業研究抄録集；69-71，2019.
131）ヴァージニア・ヘンダーソン，湯槇ます・小玉香津子 訳：看護の基本となるもの．日本看護協会出版会．p75，2016.
132）ヴァージニア・ヘンダーソン，湯槇ます・小玉香津子 訳：看護の基本となるもの．日本看護協会出版会．pp. 67-82，2016.
133）大学における看護系人材養成の在り方に関する検討会：看護学教育モデ

ル・コア・カリキュラム「学士課程においてコアとなる看護実践能力」の修得を目指した学修目標．文部科学省．2021：2.
https://www.mext.go.jp/b_menu/shingi/chousa/koutou/078/gaiyou/1397885.htm.〔2021/2/21 アクセス〕
134）大学における看護系人材養成の在り方に関する検討会:看護学教育モデル・コア・カリキュラム「学士課程においてコアとなる看護実践能力」の修得を目指した学修目標．文部科学省．2021：25.
https://www.mext.go.jp/b_menu/shingi/chousa/koutou/078/gaiyou/1397885.htm.〔2021/2/21 アクセス〕
135）Juslin PN, Sloboda JA 編, 大串健吾，星野悦子，山田真司 監訳：音楽と感情の心理学．誠信書房．122-123，2010.
136）Florence Nightingale，小林章夫，竹内喜 訳：フロレンス・ナイチンゲール 看護覚え書き 対訳 Florence Nightingale, NOTES on NURSING. 92-93，うぶすな書院，2010.
137）片桐功，吉川文，岸啓子，他：決定版はじめての音楽史．音楽之友社．8，2018.
138）森英俊，久下浩史，森沢建行，羽生一予，山下和彦，他：自然音を聞くことによる自律神経機能に及ぼす効果に関する研究．つくば技術大学紀要．26（1）：120-122，2018.
139）米山早苗，砂川正隆，本田豊，池本英志，須賀大樹，他：急性及び慢性痛発言時のストレスメーカーとして野田駅クロモグラニン A の分泌動態，昭和学士会誌．73（2）：85-90，2013.
140）山口昌樹，花輪尚子，吉田博：唾液アミラーゼ式交感神経モニタの基礎的性能．BEM 45（2）：161-168，2007.
141）岩坂憂児，小日向直美，菅沼柚子，他：パーキンソン病患者に対する集団的音楽療法前後の唾液アミラーゼ活性変化について．日本医療科学大学研究紀要，11 号：187-192，2019.
142）Bosch JA, Ring C, Geus EJC, et al: Stress and secretory immunity.1nt Rev Neurobiol 52: 213-253, 2002.
143）松下晋，中川匡弘：光トポグラフィーによる感性情報解析電子情報通信学会論文誌 A，基礎・境界，88－A（8），994-1001，2005.
144）P. エクマン，W. フリーセン：表情分析入門 表情に隠された意味をさぐる．工藤力訳，第 7 刷，誠信書房，2000.
145）Deinzer R, Kleeineidam C, Stiller-Winkler R, et al: Prolonnged reduction of salivary immunoglobulin A（sIgA）after a major academic exam. 1nt J Psychophsiol 37（3）：219-232, 2000.
146）Wataru Sato, Sylwia Hyniewska, Kazusa Minemoto, et al: Facial Expres-

sions of Basic Emotions in Japanese Laypeople. Front Psychol 10: 259, 2019.

147）片桐幹世：音楽療法による認知症高齢者の長期記憶の想起に関する検討. 東京福祉大学・大学院紀要（1883-7565） 2（2）：191-196，2012.

148）佐藤正之：認知症予防のための音楽体操の効果：御浜―紀宝プロジェクト．体力科学 69（1）：79，2020.

149）高田艶子，岩永誠：補完代替医療としての音楽療法が認知症に及ぼす効果．日本補完代替医療学会誌 11（1）：49-55，2014.

150）藤井光子，福田正悟，伊部邦宏：外来待合室にいる人への生演奏による鎮静的音楽の有効性を検討する外来患者と外来スタッフのアンケート調査から．日本音楽療法学会誌 11（2）：89-102，2011.

151）合田恵理香，城内瑞恵，仲田みぎわ：BGMの患者・看護師への影響に対する看護師の実感．日本クリティカルケア看護学会誌，13（3）：61-69，2017.

152）美原盤：特集にあたって―今、何故、資格取得後の学習を取り上げるか―. 日本音楽療法学会誌 5（1）：80-82，2005.

153）Weinberger NM：脳を揺さぶる音楽．日経サイエンス 35（3）：92-99，2005.

154）音楽之友社（編）：標準音楽辞典．音楽之友社，p.1364，1966.

索　引

あ行

か行

さ行

た行

な行

は行

ま行

や行

ら行

わ行

[編著者プロフィール]

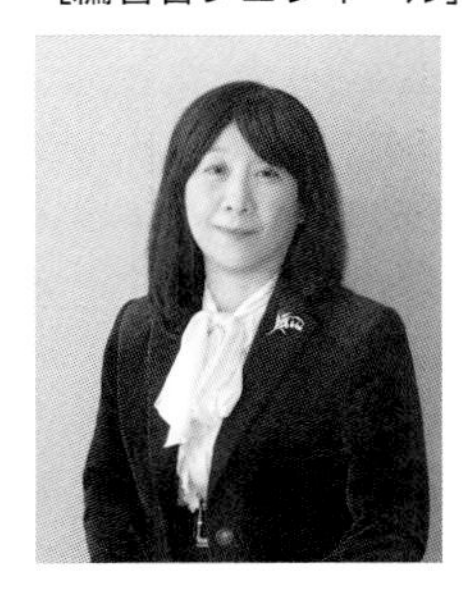

高橋　多喜子（たかはし　たきこ）

福岡県に生まれる
略　　歴：国立音楽大学音楽学部楽理学科卒業
　　　　　筑波大学大学院教育研究科障害児教育専攻修了
　　　　　医学博士（順天堂大学医学部）
専門領域：音楽療法，音楽教育
資　　格：日本音楽療法学会認定音楽療法士

主な活動：高齢者，障害児，および精神科において十数年，音楽療法に携わる。

主な役職：元淑徳大学教育学部教授
　　　　　現在，
　　　　　合同会社音楽療法R&Dセンター CEO・センター長
　　　　　茨城音楽専門学校音楽療法科科長
　　　　　順天堂大学医学部衛生学講座協力研究員
　　　　　日本老年行動科学会常任理事
　　　　　日本音楽療法学会代議員，同関東支部幹事
　　　　　筑波音楽療法研究会代表

主な出版物：「高齢者のこころとからだ事典（共著）」（中央法規出版）
　　　　　　「高齢者のための実践音楽療法」（中央法規出版）
　　　　　　「老いのこころを知る」（ぎょうせい）
　　　　　　「認知症高齢者の心にふれるテクニックとエビデンス」（紫峰図書）
　　　　　　「楽しいリハアンドレク体操」（エスティプランニング）
　　　　　　「ハンドベルで楽しく音楽療法」（雅）
　　　　　　「すぐに役立つ弾き歌いのポイントと指導法」（DSサービス）
　　　　　　「認知症予防の音楽療法　いきいき魅惑のベル」（オンキョウ）
　　　　　　「ひとごこち」（保健同人社）
　　　　　　「高齢者のからだ・あたま・こころ」（日本老年行動科学会 DVD）
　　　　　　「コードネームを使ったらくらく伴奏　保育の歌・こどもの歌50」
　　　　　　「ジャズで楽しく認知症予防　童謡・唱歌をジャズアレンジ」
　　　　　　（オンキョウ）などがある。

○本書は，『補完・代替医療　音楽療法（第3版)』(2017年）を，改題・改訂したものです．

初学者にも、ベテランにも役立つ音楽療法
効果・やり方・エビデンスを知る

『補完・代替医療　音楽療法』として
2006年12月10日　第1版第1刷
2010年 4 月15日　第2版第1刷
2013年 5 月10日　第2版第2刷
2017年 3 月 1 日　第3版第1刷

『初学者にも、ベテランにも役立つ音楽療法　効果・やり方・エビデンスを知る』へ改題
2021年10月 1 日　第4版第1刷 ©
2023年 4 月20日　第4版第2刷

編　著　高橋多喜子　TAKAHASHI, Takiko
発行者　宇山閑文
発行所　株式会社 金芳堂
〒606-8425 京都市左京区鹿ケ谷西寺ノ前町34番地
振替　01030-1-15605
電話（075)751-1111(代)
https://www.kinpodo-pub.co.jp/
印刷・製本　亜細亜印刷株式会社

落丁・乱丁本は本社へお送り下さい．お取替え致します．

Printed in Japan.
ISBN978-4-7653-1879-2

JCOPY ＜(社)出版者著作権管理機構 委託出版物＞
本書の無断複写は著作権法上での例外を除き禁じられています．複写される場合は，そのつど事前に，（社）出版者著作権管理機構（電話 03-5244-5088, FAX 03-5244-5089, e-mail：info@jcopy.or.jp）の許諾を得てください．

●本書のコピー，スキャン，デジタル化等の無断複製は著作権法上での例外を除き禁じられています．本書を代行業者等の第三者に依頼してスキャンやデジタル化することは，たとえ個人や家庭内の利用でも著作権法違反です．